Dra. Sarah Brewer

REDUCE EL COLES-TEROL

Una guía fácil para disminuir y controlar el colesterol

¡en sólo 12 semanas!

VERGARA

Título original en inglés | **Cut Your Cholesterol**

Reduce tu colesterol, Una guía fácil para reducir y controlar el colesterol. ¡En sólo 12 semanas! Primera edición, septiembre de 2013

D.R. © 2010, Quercus Editions ltd.
D.R. © Ediciones B México por la traducción
      Traducción de Penélope Karen McKimm
D.R. © 2013, Ediciones B México, S.A. de C.V.
      Bradley 52, Anzures, D.F. – 11590,
      México
      www.edicionesb.mx
      editorial@edicionesb.com

ISBN | 978-607-480-479-9

Impreso en México | **Printed in Mexico**

CONTENIDO

¿QUÉ ES EL COLESTEROL?

El colesterol es una sustancia grasa que se hace en el hígado a partir de ciertas grasas adquiridas a través de la alimentación. También se obtienen pequeñas cantidades de colesterol «preformado» de los alimentos de origen animal, como la carne, las yemas de los huevos y los camarones.

El colesterol funciona como componente importante para la formación de:

- membranas para las células
- hormonas esteroides (como el cortisol, el estrógeno, la testosterona, y la progesterona)
- la vitamina D
- los ácidos biliares
- la coenzima Q10: una sustancia parecida a las vitaminas, fundamental para procesar el oxígeno y generar energía dentro de las células.

- **Un adulto que pesa 68 kg tiene alrededor de 35 g de colesterol.**
- **Cada día fabricas de 800 mg a 1 g de colesterol en el hígado.**
- **Cada día recibes de los alimentos de 250 a 300 mg de colesterol preformado.**
- **Los cálculos se forman cuando se cristaliza el colesterol de la bilis almacenada en la vesícula.**

La estructura química del colesterol es: $C_{27}H_{46}O$

El colesterol es tan importante que la naturaleza incluso ha diseñado un mecanismo especial para evitar que se pierda a la hora de ir al baño. La única manera de eliminar el colesterol es a través del hígado en la bilis. La bilis se almacena dentro de la vesícula, antes de inyectarse a los intestinos para facilitar la digestión de las grasas en la alimentación. Sin embargo, el flujo sanguíneo reabsorbe casi todo el colesterol que llega de esta manera al intestino grueso, llevándolo nuevamente al hígado para procesarse. La única otra manera de eliminar el colesterol del cuerpo es convirtiéndolo en energía.

Entonces, una cierta cantidad de colesterol es indispensable para la salud. Los problemas comienzan cuando fabricamos demasiado. El exceso de colesterol tapa las arterias y aumenta el riesgo de contraer una enfermedad coronaria por un proceso que se llama aterosclerosis.

LA ATEROSCLEROSIS

Cuando fabricas, o consumes, demasiado colesterol, la cantidad que circula en tu torrente sanguíneo aumenta. Si careces de antioxidantes (obtenidos del consumo de

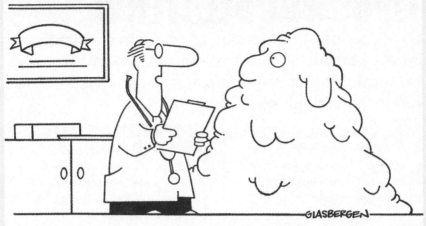

«Sr. Smith: ¿Verdad que no ha estado tomando sus medicamentos para reducir el colesterol?».

vegetales y frutas) para proteger esta grasa en la circulación, pasa por un proceso que se llama oxidación. Esto equivale a permitir que tu colesterol se pudra y se oxide dentro de ti.

Las células macrófagas («carro-

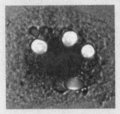

Una célula macrófaga espumosa que contiene gotas de grasa. (Las gotas de grasa se muestran en blanco).

ñeras») reconocen el colesterol oxidado como un cuerpo extraño, entonces lo engullen, formando células hinchadas y «espumosas». Las células espumosas tratan de salirse de la circulación a través de los recubrimientos de las paredes arteriales. Al igual que una persona pasada de peso al tratar de atravesar un torniquete, pronto se quedan atrapadas debido a su tamaño. Se aglomeran y forman manchas grasosas en las paredes arteriales. Conforme se van acumulando estos

> **Es un hecho: se ven manchas grasosas en las arterias de:**
> - el 20 % de los niños de edades entre los 2 y los 15 años
> - el 60 % de los adultos de 26 años
> - el 70 % de los adultos mayores de 40 años

depósitos grasosos, forman placas elevadas (ateromas) que poco a poco van estrechando las arterias. Este endurecimiento y contaminación de las arterias (llamado aterosclerosis) es la causa de la hipertensión y aumenta el riesgo de un infarto o un derrame cerebral.

REDUCE TU COLESTEROL

Se podría evitar más de la cuarta parte de todas las muertes causadas por las enfermedades coronarias, si todos redujeran sus niveles de colesterol en la sangre tan sólo un 10 %. Y de eso trata este libro: de salvar millones de vidas.

TIPOS DE COLESTEROL

Necesitamos el colesterol para construir y mantener las membranas de nuestras células. Sin embargo, por ser insoluble no puede simplemente disolverse en la sangre para viajar por el cuerpo.

Tampoco sería aceptable que bultos de colesterol anduvieran flotando en la sangre, ya que taparían las arterias. Entonces, el hígado lo envuelve en pequeños paquetes, listo para transportarse, utilizando proteínas especiales que atraen tanto a las grasas como al agua. Dentro de estos paquetes esféricos, conocidos como lipoproteínas, el colesterol insoluble permanece en el interior, mientras que las proteínas compatibles con el agua se quedan en el exterior. El resultado es que el paquete se vuelve soluble, una vez que empieza a circular en la sangre.

LO BUENO, LO MALO (Y LO FEO).
Existen dos tipos de paquetes de colesterol en la sangre. Las principales diferencias están en sus respectivos tamaños y pesos.

LIPOPROTEÍNA DE ALTA DENSIDAD (LAD).
Las lipoproteínas de alta densidad (LAD) forman partículas grandes y pesadas que las células carroñeras no pueden engullir por su tamaño. Ya que estas partículas grandes no pueden permear las paredes arteriales, son consideradas colesterol «bueno» porque permanecen en el flujo sanguíneo y ayudan a transportar el colesterol LBD de regreso al hígado para procesarse. La buena noticia: entre

Hay pruebas que miden el tamaño de las partículas de colesterol circulando en la sangre. Son caras, y por lo tanto, no están ampliamente disponibles. Sin embargo, esto podría cambiar en el futuro.

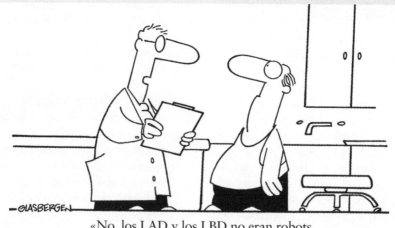

«No, los LAD y los LBD no eran robots de La guerra de las galaxias».

más alto sea tu nivel del colesterol LAD, menos riesgo tienes de desarrollar enfermedades cardio-vasculares.

LIPOPROTEÍNAS DE BAJA DENSIDAD (LBD)

Las lipoproteínas de baja densi-dad (LBD) son conocidas como el colesterol «malo» porque forman partículas diminutas y livianas que pueden permear los espacios entre las células de las paredes arteriales. También, estas partículas diminutas son más susceptibles a la oxidación (el daño provocado, por células radicales libres, causa varias enfermedades).Como las células carroñeras las engullen fácilmente, esto acelera la aterosclerosis (una enfermedad que estrecha las arterias). Algunas personas forman partículas de colesterol LBD que son inusualmente pequeñas y densas, y por lo tanto tienen un riesgo elevado de desarrollar enfermedades coronarias. Otras fabrican partículas de LBD de tamaño similar a los espacios entre las células de las paredes arteriales y tienen un riesgo mediano de enfermedades coronarias. Los más afortunados forman partículas relativamente grandes y menos densas y tienen un menor riesgo de enfermedades coronarias. El tamaño de las partículas LBD que uno produce depende principalmente de los genes, de la alimentación y el estilo de vida.

En cuanto a la aterosclerosis, el factor más importante es la relación entre el colesterol LAD beneficioso y el LBD dañino:

- Si tienes principalmente colesterol LAD, tienes un riesgo mucho menor de enfermedades coronarias.

- Si la mayor parte de tu colesterol es del tipo LBD, tienes un riesgo elevado de desarrollar enfermedades coronarias.

La investigación científica nos muestra que cada incremento del 1 % en los niveles de colesterol LAD acompaña una reducción hasta del 2 % de riesgo de un infarto. Esto se debe a un fenómeno conocido como «transporte del colesterol inverso». Es decir, el LAD aleja el LBD de las paredes arteriales hacia el hígado.

LOS TRIGLICÉRIDOS

La mayor parte de las grasas en la alimentación (y almacenadas por el cuerpo) vienen en forma de triglicéridos. (Véase la página 20). El hígado envasa los triglicéridos para la transportación dentro del cuerpo, convirtiéndolos en lipoproteínas de muy baja densidad (LMBD), que también contienen un poco de colesterol. Mientras las LMBD viajan por la circulación, el componente triglicérido es eliminado, o utilizado como energía o almacenado en las células grasas.

Los que se quedan se hacen más chicos y más densos, convirtiéndose en partículas de colesterol «malo» LBD. Por lo tanto, los triglicéridos elevados también pueden aumentar los niveles de colesterol, además del riesgo de enfermedades cardiovasculares. Si tienes los triglicéridos altos, lo ideal sería bajarlos a menos de 1.7 milimoles por litro (mmol/l). (El equivalente a 150 miligramos por decilitro –mg/dl–).

¿POR QUÉ SE ELEVAN LOS NIVELES DEL COLESTEROL?

Tu nivel de colesterol en la sangre es un equilibrio entre la cantidad de colesterol liberado a la circulación por el hígado, y la cantidad retenida por las células del cuerpo. Por lo tanto, cualquier factor que aumente la cantidad de colesterol liberado a la sangre, o que reduzca la cantidad que se absorbe de la sangre, será la causa de un aumento en tu nivel de colesterol.

Cuando una célula necesita colesterol, fabrica las células receptoras de LBD necesarias y las envía a la superficie, donde actúan como anzuelos de pesca. Estos receptores atrapan las partículas de LBD y las llevan al interior de la célula. Una partícula de colesterol LBD circula por el cuerpo durante un promedio de dos días y medio antes de ser atrapada por una célula; las células del hígado reabsorben el 70 % del colesterol que se elimina de la circulación de esta manera. Si tienes un buen abasto de colesterol en tu circulación, tu hígado normalmente detendrá la producción de colesterol nuevo.

LA HERENCIA. La manera en que tu cuerpo maneja el colesterol y demás grasas depende de tus genes. Heredaste dos copias de cada gen; uno de tu madre y el otro de tu padre. Se estima que una persona de cada 500, a nivel mundial, es portadora de una copia errónea del gen que se requiere para que las células absorban el colesterol LBD. Aunque estas personas también heredan otra copia del mismo gen que sí está correctamente formado, presentan una absorción ineficiente del colesterol LBD y por lo tanto

esas partículas siguen circulando en la sangre durante más tiempo de lo normal (un promedio de cuatro días y medio). Esto resulta en un aumento en los niveles de colesterol, aterosclerosis prematura y un mayor riesgo de infarto entre las edades de 30 y 49 años. Se conocen más de 1,000 mutaciones diferentes en el gen receptor de LBD.

LA ALIMENTACIÓN. Algunas personas comen en exceso alimentos que contienen demasiado colesterol «preformado» y grasas saturadas. Si heredaste los genes «buenos», el hígado produce menos colesterol LBD conforme vaya aumentando el colesterol en la dieta. Sin embargo, los genes «malos» causan mal funcionamiento en este mecanismo de retroalimentación, con el resultado de que el hígado sigue produciendo la misma cantidad de colesterol, aunque reciba bastante a través de la alimentación y haya una cantidad abundante en la circulación.

EL SOBREPESO. Un exceso de peso corporal aumenta los niveles de colesterol total y de LBD a la vez de bajar el colesterol LAD, sobre todo si tienes una figura similar a la de

La obesidad central (también conocida como «barriga cervecera») está asociada con la resistencia a la insulina, la cual provoca una falta de equilibrio en el colesterol.

una manzana en lugar de tener una figura similar a la de una pera. La barriga cervecera (la «obesidad central») está ligada a la resistencia a la insulina. Cuando los músculos y las células grasas ya no responden correctamente a la insulina, las células ya no pueden absorber glucosa para utilizarla como combustible. Esto causa todo tipo de problemas relacionados con el colesterol. (Véanse consejos para bajar de peso en las páginas 30-31).

FALTA DE EJERCICIO.
El ejercicio rutinario reduce el «mal» colesterol LBD y al mismo tiempo aumenta el «buen» colesterol LAD. (Véanse las páginas 32-33).

FUNCIONAMIENTO TIROIDEO:
Una de cada diez personas con colesterol alto tienen hipotiroidismo no diagnosticado. La lentitud de su metabolismo es causa de un deterioro en la eliminación del colesterol, aunque la producción del mismo sigue a niveles normales. Un tratamiento adecuado con tiroxina puede reducir los niveles del colesterol hasta un 40 %.

Si no te has realizado un estudio del funcionamiento tiroideo durante el último año, acude con tu médico, sobre todo si te falta energía y siempre te sientes cansado. También, debes visitar a tu médico si tus niveles de colesterol y triglicéridos son anormales, y no te has hecho un estudio del funcionamiento de los riñones durante los últimos 12 meses.

EL FUNCIONAMIENTO RENAL
La investigación científica también ha revelado una conexión entre las enfermedades renales crónicas, altos niveles de triglicéridos y bajos niveles de colesterol LAD.

LOS FACTORES DE RIESGO A LOS QUE SE ES PROPENSO CUANDO SE TIENE UN ELEVADO NIVEL DE COLESTEROL

Algunos tenemos mayor riesgo de colesterol elevado que otros. Por lo tanto, los médicos revisan a las personas que tienen más factores de riesgo para establecer su probabilidad de tener problemas de salud en un futuro, debido a sus niveles del colesterol.

Si tú o alguien que conoces, está en riesgo de tener niveles altos de colesterol, el médico puede hacer una revisión sin ningún problema. Los siguientes grupos tienen la mayor probabilidad de beneficiarse de un examen:

• Las personas que son mayores de 40 años.

• Las personas que son menores de 40 años pero tienen un pariente cercano (padre, hermano) con antecedentes de infarto o derrame cerebral prematuro (antes de la edad de 55 para los hombres, y de 65 para mujeres).

• Las personas que tienen sobrepeso (en especial cuando el

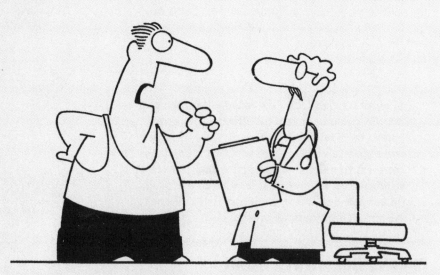

«Siempre he sido un triunfador, siempre he ido en busca de lo más grande, lo más veloz, lo más impresionante… ¡Y ahora, me dice que me tengo que conformar con una presión arterial baja y con menos colesterol!».

exceso de grasa se manifiesta en la cintura, véanse las páginas 8-9).

• Las personas que tienen antecedentes familiares de colesterol elevado anormal (la hiperlipidemia «familiar»).

• Las personas que padecen de enfermedades cardiovasculares, incluyendo la angina de pecho, el infarto, el derrame cerebral o una especie de derrame menor conocido como el accidente isquémico transitorio (AIT), que también se conoce como enfermedad vascular periférica.

• Las personas con hipertensión, diabetes o alguna otra condición médica que aumente los niveles del colesterol, como los problemas renales y tiroideos.

LOS SÍNTOMAS Y SEÑALES

Uno de los motivos que tienen los médicos para revisar el nivel de colesterol de sus pacientes es que existen muy pocos síntomas o señales que quedan plenamente a la vista. Son raras las veces que un nivel alto de colesterol viene acompañado por síntomas hasta que se manifiestan problemas de salud como la angina, la hipertensión, el infarto o el derrame cerebral. Es posible que ciertas personas desarrollen bultos amarillos grasos (xantelasma) en la piel alrededor de los ojos, o depósitos grasos (xantomas) en las vainas que contienen los tendones de las rodillas, los codos, los dedos o los talones. Otros podrán manifestar un anillo blancoamarillo prematuro «arcus senilis» alrededor de la córnea de sus ojos, pero después de los 40 años, es posible que esto sea una señal normal de envejecimiento. Sin embargo, estas señales solamente suelen aparecer en las personas con herencia de problemas graves de colesterol.

VIGILAR LOS DEMÁS FACTORES DE RIESGO. Mientras que bajar los niveles de colesterol es importante para reducir el riesgo de aterosclerosis, el desarrollo de enfermedades coronarias abarca muchos otros factores de riesgo que también ameritan tu atención. Entre más factores de riesgo tienes, mayor la probabilidad de desarrollar problemas de salud en el futuro.

De hecho, tu médico puede pronosticar tu riesgo de desarrollar enfermedades coronarias dentro de los siguientes diez años, utilizando tablas especiales que incluyen factores como tu edad, género, presión arterial, colesterol total, relación con colesterol LAD y el hecho de tener diabetes o ser fumador. Puedes ver algunos ejemplos por Internet en la siguiente dirección: http://www.bhsoc.org/resources/cvd-risk-charts-and-calculators/ Además de revisar tus niveles de colesterol, tu médico hará un monitoreo de tu presión sanguínea, peso y control de glucosa. Es posible que también pida estudios de tu funcionamiento tiroideo y renal, homocisteína y reacción en cadena de la polimerasa, PCR por sus siglas en inglés.

> Además de revisar tus niveles de colesterol, no está por demás familiarizarte con el funcionamiento de tu cuerpo como organismo. Así podrás identificar las advertencias de salud o señales de alarma para poder actuar de inmediato.

LAS PRUEBAS

Se miden los niveles de grasa en la sangre en la mañana antes de desayunar (es decir, «en ayunas»). Las pruebas miden la cantidad total de colesterol presente, y su división entre partículas de colesterol LAD «bueno» y LBD «malo»; además, usualmente también se evalúan tus niveles de triglicéridos.

Para medir el colesterol y los triglicéridos se utilizan los milimoles por litro (mmol/l). Para medir el colesterol en el Reino Unido y en EUA se utilizan los miligramos por decilitro (mg/dl).

No existe una definición exacta de un nivel aceptable de colesterol, y los estimados están en un proceso constante de revisión, generalmente hacia abajo. Sin embargo, los niveles ideales son:

• colesterol total: menor a 5 mmol/l (menos de 200 mg/dl)
• colesterol LBD: menor a 3 mmol/l (menos de 100 mg/dl)
• colesterol LAD: mayor a 1 mmol/l (más de 40 mg/dl) para los hombres, o 1.2 mmol/l (más de 50 mg/dl) para las mujeres

Si tienes otros factores que elevan el riesgo de un infarto, como la edad, la hipertensión, la diabetes o el tabaquismo, entonces el nivel recomendado de colesterol total es aún menor. (Menos de

Puedes evaluar tu nivel de colesterol actual total según las siguientes categorías generales para el Reino Unido:
• lo ideal: menos de 5 mmol/l
• levemente alto: entre 5 y 6.4 mmol/l
• moderadamente alto: entre 6.5 y 7.8 mmol/l
• muy alto: más de 7.8 mmol/l

En EUA se considera:
• Un nivel deseable es menor a 200 mg/dl.
• Un nivel de riesgo intermedio es entre 200 y 239 mg/dl.
• Un nivel de riesgo elevado es de más de 240 mg//dl.

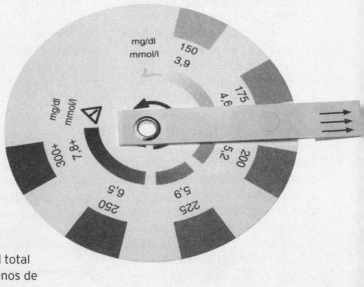

Pregúntale a tu médico cuáles son tus óptimos niveles de colesterol total, colesterol LAD y colesterol LBD, y apúntalos a continuación:

MI OBJETIVO para mis niveles de colesterol total ....

MI OBJETIVO para mis niveles de colesterol LAD ....

MI OBJETIVO para mis niveles de colesterol LBD ....

4 mmol/l, del cual sólo 2 mmol/l deben ser del tipo LBD). Esto normalmente resultará en la recomendación de que tomes un medicamento para bajar el colesterol como la estatina. (Véanse las páginas 14-17).

OTROS ESTUDIOS. Es probable que te pidan varios estudios más si tienes el colesterol elevado. Estos incluyen el funcionamiento tiroideo (véase la página 9), el funcionamiento renal (véase la página 9), homocisteína y PCR (véase más abajo y el cuadro a la derecha). La homocisteína es un aminoácido que daña a las paredes arteriales y acelera la aterosclerosis. Las personas con altos niveles de homocisteína tienen una probabilidad de un infarto tres veces mayor a la de las personas con niveles normales, y parece ser tanto un factor de riesgo para los problemas cardíacos y circulatorios, como el colesterol LBD. El ácido fólico y los suplementos que contienen las vitaminas B6 y B12 pueden reducir los niveles de homocisteína. (Véase la página 37). La proteína C-reactiva, o PCR, es una proteína producida por el hígado que puede utilizarse para señalar el nivel de inflamación en el cuerpo. Existe una conexión entre la inflamación y muchas enfermedades, incluyendo la aterosclerosis. Existe evidencia de que la prueba de PCR tiene el doble de eficacia para pronosticar el riesgo de un infarto que una revisión de colesterol LBD. De hecho, la investigación científica sugiere que la mitad de todos los infartos y derrames cerebrales ocurren en personas con niveles de colesterol aceptables, pero con niveles de PCR elevados.

Por lo tanto, si tienes colesterol levemente elevado o bajo LAD, o si tienes un riesgo moderado de desarrollar enfermedades coronarias debido a otros factores de riesgo, esta prueba puede ser de gran utilidad. Las estatinas (véanse las páginas 14-17) utilizadas para reducir el colesterol alto también han mostrado ser capaces de reducir los niveles de PCR.

No es fácil conseguir una prueba de los niveles de PCR u homocisteína, ya que estas pruebas no están disponibles rutinariamente para los sistemas gubernamentales de salud. Sin embargo, están disponibles a través de proveedores particulares.

EL TRATAMIENTO MÉDICO

El colesterol en la sangre proviene de dos fuentes principales, una parte es producida por el hígado (alrededor de 800 mg por día) y otra parte viene de la alimentación. Si tienes un equilibrio de colesterol anormal, es posible que tu médico te recete un medicamento que se llama «estatina».

Los medicamentos con estatinas se dirigen hacia la producción hepática de colesterol, apagando la enzima HMG-CoA reductasa, necesaria para la producción del colesterol.

> Los fármacos con estatinas que cuentan con autorización para su uso generalmente incluyen: simvastatina, pravastatina, fluvastatina, atorvastatina y rosuvastatina. En EUA, también hay fármacos disponibles con lovastatina.

LOS BENEFICIOS DE LAS ESTATINAS.

Varios ensayos clínicos de gran escala han mostrado que tomar una estatina, durante por lo menos cinco años, reduce el riesgo de enfermedades coronarias hasta en un 30 %. Y para las personas que ya han tenido un infarto, se ve una reducción de aproximadamente 25 % en la incidencia de muerte. Las estatinas también reducen los riesgos de derrames cerebrales (no hemorrágicos) hasta un 29 % entre personas con enfermedades coronarias.

En un principio, las estatinas eran exclusivamente para las personas con niveles elevados del colesterol. Luego, en el 2002, el Estudio sobre la Protección del Corazón, que involucró a más de 20,000 personas, mostró que las estatinas parecían reducir los riesgos de problemas cardiovasculares mayores para todos, incluso los que tenían niveles de colesterol ideales menores a 5 mmol/l.

Por lo tanto, la decisión de un médico de recetar una estatina ya no depende únicamente de tus niveles de colesterol. Hoy en día, se recomiendan para toda persona con una posibilidad mayor al 20 % de desarrollar enfermedades coronarias durante los próximos diez años, sin importar su nivel de colesterol. Se calcula este riesgo a partir de unas tablas, tomando en cuenta factores como el género, la edad, el tabaquismo, la presión arterial y la diabetes, además del nivel de colesterol.

El objetivo general del tratamiento es reducir el colesterol LBD a menos de 3 mmol/l y el colesterol total a menos de 5 mmol/l, o conseguir una reducción del 30 %, lo que resulte mayor. Algunas personas con un riesgo aún más elevado podrán tener objetivos más rigurosos. (Véase la página 12).

Se evalúa la eficacia del tratamiento en un lapso de 4 a 12 semanas, para ver si es necesario aumentar la dosis o incorporar otro tipo de tratamiento.

Los ensayos clínicos muestran que tomar una estatina, durante por lo menos cinco años, reduce el riesgo de enfermedades coronarias hasta en un 30 %.

También se realiza un estudio de la sangre para vigilar los efectos secundarios sobre el hígado o los músculos. (Véase la sección sobre las desventajas en las páginas 16-17).

OTROS FÁRMACOS

Existen fármacos que se llaman inhibidores de la absorción del colesterol (ezetimiba) que previenen la absorción del colesterol desde los intestinos, y reducen la producción de colesterol en el hígado. Esta es una forma eficiente para bajar los niveles altos de colesterol en el 72 % de las personas que no logran obtener un nivel óptimo tomando únicamente fármacos con estatinas. Fármacos más antiguos como los secuestradores de ácidos biliares (colestiramina), resinas de intercambio aniónico (colestipol), fibratos (bezafibrato) son utilizados únicamente para la reducción del colesterol con poca frecuencia, excepto cuando la persona tiene niveles muy altos que no responden ante la máxima dosis de una estatina, en conjunto con la ingesta de ezetimiba. Es posible que se utilice un fármaco fibrato junto con una estatina si los niveles de triglicéridos permanecen altos. También se puede utilizar el ácido nicotínico (vitamina B3) para bajar aún más los niveles estancados de triglicéridos o colesterol LBD.

LAS DESVENTAJAS DEL TRATAMIENTO CON ESTATINAS

Como todo medicamento, las estatinas pueden causar efectos secundarios como el dolor de cabeza, nauseas e irritación en los intestinos. Además, de 1 a 5 % de las personas que toman estatinas podrán desarrollar problemas musculares como el dolor, la inflamación y la debilidad.

> **ADVERTENCIA:** Si actualmente estás tomando estatinas y experimentas algún dolor muscular sin explicación, sensibilidad o debilidad, acude con tu médico lo más pronto posible. Si ocurren problemas musculares (como la miopatía); entonces, se suspenderá el tratamiento. También habrá de tomarse en cuenta si los síntomas son graves o si se observa un aumento significativo en los niveles de una encima muscular: creatina quinasa.

De cada 100,000 personas que toman una estatina durante un año, por lo menos una desarrollará una condición rara que se llama rabdomiolisis, un deterioro en las fibras musculares. Obviamente, esto se considera serio si afecta el corazón, pero los pigmentos musculares (mioglobina) en la circulación también pueden dañar los riñones. Además de apagar la producción del colesterol en el hígado, las estatinas también previenen la producción de una sustancia que se llama coenzima Q 10, lo cual contribuye a estos problemas musculares. Las estatinas reducen los niveles de coenzima Q 10 en una cantidad comparable a la reducción en el colesterol del 40 al 50 %, pero a menudo con más velocidad. Es más, tomar una estatina

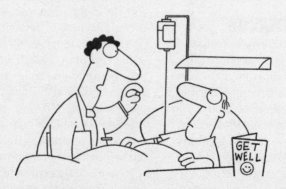

«Encontramos un tapón obstruyendo tus arterias: eran varias pastillas para reducir el colesterol».

En Canadá, toda estatina a la venta tiene que llevar una advertencia de que pueden agotar los niveles de la coenzima Q 10 en el cuerpo, lo cual puede provocar funcionamiento reducido del corazón para las personas con insuficiencia cardiaca congestiva. Tomar un suplemento de coenzima Q 10 es especialmente importante para aquellas personas tomando estatinas, con antecedentes familiares de hipercolesterolemia (niveles de colesterol elevados), insuficiencia cardiaca o personas mayores de 65 años. La investigación científica señala que la combinación de un fármaco con estatina más 60 mg de coenzima Q 10 mejora los beneficios para la salud cardiaca, en comparación con la estatina sola.

puede reducir a la mitad los niveles de la coenzima Q 10 en la circulación, en sólo dos semanas. Esta coenzima es necesaria para la producción de energía en todas las células del cuerpo, pero sobre todo en las células musculares. Una reducción en los niveles de coenzima Q 10 empeora los problemas cardíacos para algunas personas. Por ejemplo, las biopsias tomadas de personas con diferentes tipos de enfermedades coronarias muestran que entre el 50 y 75 % tienen una deficiencia de esta sustancia. Los suplementos de coenzima Q 10 ayudan a mantener los niveles de esta sustancia en la sangre, sin afectar el efecto reductor del colesterol producido por los fármacos con estatinas.

LA VITAMINA E.
Otro dato menos conocido es el hecho de que las estatinas también reducen hasta un 17 % de los niveles de la vitamina E en la sangre. La vitamina E es de suma importancia en la defensa contra las células radicales libres. Si disminuyen los niveles de esta vitamina hay mayor probabilidad de que el colesterol LBD se dañe y se involucre en el desarrollo de la aterosclerosis. Si estás tomando una estatina, no está por demás asegurar que tus suplementos contengan la vitamina E, de preferencia acompañada por otros antioxidantes que trabajan en conjunto, como la vitamina C, el selenio, los carotenoides, el ácido alfa lipoico y l-carnitina. (Véanse las páginas 36). Las estatinas son fármacos de alta eficacia, siempre y cuando estés consciente de sus desventajas. Para ayudarte a reducir la dosis necesaria (y el riesgo de los efectos secundarios), tu médico también te dará consejos sobre la alimentación y el estilo de vida para complementar el aprovechamiento de la medicina. La información contenida en las siguientes páginas incluye las acciones que debes tomar para depurar tu sistema del colesterol.

ADVERTENCIA:
El jugo de toronja hace una interacción con las estatinas que resulta en un aumento de los niveles de estatina en la sangre. Por ejemplo, si tomas un cierto tipo de estatina (lovastatina) con un vaso de jugo de toronja, ¡los niveles de la estatina en tu sangre serán los que tendrías si hubieras tomado 12 tabletas con un vaso de agua! Si estás tomando un medicamento con estatina, revisa la información farmacéutica para más detalles sobre las interacciones con la toronja.

BAJAR EL COLESTEROL A TRA-VÉS DE LA ALIMENTACIÓN

Existen dos principales fuentes de colesterol: el colesterol «preformado» de los productos de origen animal (que en una dieta promedio equivaldría aproximadamente a 300 mg diarios), y el colesterol que fabrica el hígado, debido a la ingesta de grasas saturadas (que en una alimentación promedio equivaldría aproximadamente a de 800 mg diarios).

La atención que pongas sobre tu alimentación tendrá un impacto sobre ambas fuentes, con la posibilidad de reducir los niveles de colesterol total y LBD, aumentar el colesterol LAD y aminorar el riesgo de aterosclerosis, infarto y derrame cerebral.

En el 2003, unos científicos de Londres y Nueva Zelanda inventaron el concepto de la «polipastilla», que contendría un coctel de seis fármacos diferentes. Esta medicina tenía el potencial de reducir las enfermedades cardiovasculares hasta en un 80 %, bajando el colesterol, la presión arterial y la viscosidad sanguínea.

Un grupo de científicos de Bélgica, de Australia y de los Países Bajos dio una respuesta interesante a ese medicamento: una «policomida» que producía los mismos beneficios, sin la utilización de fármacos ni compuestos químicos.

> Los seis fármacos recomendados para la «polipastilla» fueron: una estatina, tres fármacos para reducir la presión arterial (una tiazida, un beta bloqueador y un inhibidor de la enzima convertidora de angiotensina −ECA−), ácido fólico y una «miniaspirina».

LOS SIETE SUPERALIMENTOS para consumirse con frecuencia:

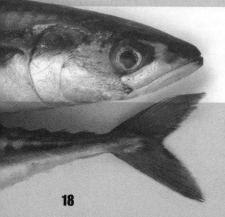

EL PESCADO. Una porción (115 g /4 oz) cuatro veces a la semana reduce las enfermedades coronarias debido a los ácidos grasos Omega-3, estos ácidos grasos adelgazan la sangre y controlan los ritmos cardiacos anormales.

LAS FRUTAS Y LAS VERDURAS

(excepto las papas) Consumir por lo menos cinco porciones diarias (de 400 g/14 oz cada una) reduce la presión arterial debido al contenido de antioxidantes.

LAS ALMENDRAS. Un puño por día (aproximadamente 70 g /2.5 oz) reduce significativamente el colesterol total debido a las grasas monoinsaturadas presentes en el aceite de la almendra.

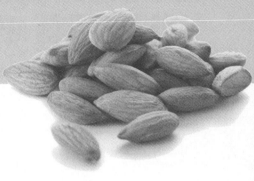

EL AJO. Quizás el hecho de consumir dos a tres dientes diarios no te consiga muchos amigos, sin embargo el ajo es fuente de alicina, una sustancia que reduce el colesterol, la presión arterial y hace las arterias más elásticas.

UNA COPA DE VINO AL DÍA. Debido a sus altos niveles de antioxidantes, una copa con 150 ml/5 fl oz (siglas en inglés de onza líquida) reduce el riesgo de enfermedades coronarias. Aunque los científicos no especificaron el color del vino que se debe tomar, la investigación sugiere que el vino tinto es superior al blanco porque tiene mayor cantidad de antioxidantes.

A pesar de la mala reputación que tiene el vino en cuanto a la salud, la omisión de la copa de vino al día tuvo el mayor impacto negativo sobre los beneficios de la «policomida», causando que la reducción en el riesgo de enfermedades cardiacas se bajara del 76 % hasta el 65 %.

EL CHOCOLATE NEGRO. Sí ¡el chocolate! Una barra de 100 g/3.5 oz de chocolate negro (una barra chica) puede reducir tu presión arterial aún más que las frutas y las verduras. El chocolate contiene en abundancia los mismos polifenoles antioxidantes que dan al vino tinto y al té verde su reputación de ser buenos para el corazón.

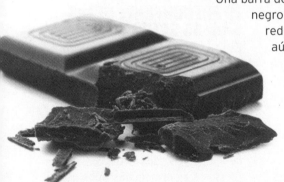

Curiosamente, los investigadores no encontraron la evidencia suficiente para incluir el aceite de oliva en la lista de los ingredientes de la «policomida». No se ha establecido si es un aceite benéfico o simplemente se sospecha de sus beneficios ¡por ser parte de la dieta mediterránea!

LIMITAR EL CONSUMO DEL COLESTEROL «PREFORMADO»

Podríamos evitar el 25 % de todas las muertes por enfermedades coronarias si lográramos una reducción del 10 % en el promedio del colesterol total. Sin embargo, esto no es lo mismo que reducir el colesterol consumido a través de la alimentación.

Aunque tengas altos niveles de colesterol LBD, puedes consumir alimentos que contienen colesterol «preformado», siempre y cuando se consuman con moderación. Los estudios han mostrado que, para la mayoría de las personas, estos alimentos tienen un efecto mínimo sobre los niveles del colesterol LBD, al tiempo que proporciona elementos benéficos para la salud como los antioxidantes, la lecitina y los minerales traza importantes. (Véase la página 28).

A pesar de la mala reputación que tenían en el pasado los huevos, investigaciones que involucraban a más de 100,000 hombres y mujeres mostraron que comer un huevo al día no aumenta el riesgo de enfermedades coronarias o derrame cerebral, aún con un nivel alto de colesterol.

El consejo más sabio es limitar el consumo del colesterol a unos 300 mg por día, aproximadamente el equivalente a la yema de un huevo. (A las personas con el nivel de colesterol muy alto a veces se les recomienda limitar su consumo a 200 mg por día).

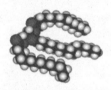

LO PREOCUPANTE DE LAS GRASAS SATURADAS

Es útil conocer un poco más sobre la composición de la grasa. Las grasas en la alimentación consisten en una molécula de glicerina que lleva anexas tres cadenas de ácidos grasos que forman una molécula de forma similar a una letra e mayúscula: E. Estos son los triglicéridos. Existen tres principales tipos de cadenas de ácidos grasos. Las que no contienen dobles enlaces se llaman ácidos grasos saturados (AGS), y las que contienen un doble enlace son los ácidos grasos monoinsaturados (AGMI, véase la página 24) y los que tienen dos dobles enlaces o más

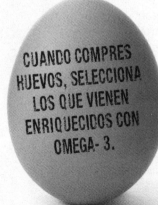

CUANDO COMPRES HUEVOS, SELECCIONA LOS QUE VIENEN ENRIQUECIDOS CON OMEGA- 3.

son ácidos grasos poliinsaturados (AGPI, véanse las páginas 22-23). La mayoría de las grasas en la dieta contienen una combinación de AGS, AGMI y AGPI en diferentes proporciones. Un tipo de ácido graso suele predominar y a partir de ello se clasifica la grasa. Las grasas de origen animal suelen clasificarse como grasas saturadas. ¡Pero la manteca y el sebo vacuno contienen mayores cantidades de grasas monoinsaturadas benéficas que de grasas saturadas dañinas! Los bisteces usualmente contienen un 51 % de grasas monoinsaturadas, 45 % saturadas y 4 % poliinsaturadas. Son pocas las personas con conocimiento de estas cifras.

Gramos de grasa por 100 g de carne roja:

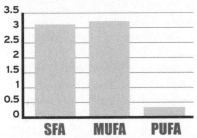

Aunque algunas grasas saturadas se convierten en colesterol dentro del hígado, más de la tercera parte de los ácidos grasos saturados (AGS) obtenidos de las carnes y los lácteos tienen un efecto neutro sobre tus niveles de colesterol. Sin embargo, esto no significa que un consumo alto de grasas saturadas es inofensivo. Como todas las grasas, tienen un alto contenido de calorías, lo cual puede ser causa de obesidad. Y si tienes un nivel alto de colesterol, es posible que hayas heredado los genes que impiden tu habilidad de procesar las grasas saturadas.

Lo ideal sería que las grasas saturadas aporten un máximo del 7 al 10 % de tu consumo energético, lo cual significa una reducción para la mayoría de las personas. Reemplázalos con grasas más benéficas: las Omega- 3 (véanse las páginas 22-23) y las grasas monoinsaturadas (véanse las páginas 24-25).

La tabla que se muestra a continuación señala algunos alimentos con altos contenidos de colesterol. Consúmelos con moderación, especialmente los primeros.

FUENTE	COLESTEROL/100g
Hígado de cerdo	700 mg
Riñón de cordero	610 mg
Caviar	588 mg
Hígado de cordero	400 mg
Hígado de pollo	350 mg
Hígado de ternera	330mg
Margarina	285 mg
Camarones	280 mg
Lengua de borrego	270 mg
Corazón de cordero	260 mg
Carne de faisán	220 mg
Mantequilla	213 mg
Calamar	200 mg
Buccinos	125 mg
Carne de pato	115 mg
Langosta	110 mg
Pollo (carne oscura)	105 mg
Carne roja	100 mg
Queso duro	100 mg
Pollo (carne blanca)	70 mg
Mejillones	58 mg

Vigilar el consumo de los ácidos grasos Omega- 6 y Omega- 3

La interpretación científica señala que: a diferencia de las grasas saturadas, las grasas poliinsaturadas (AGPI) tienen una estructura molecular que cuenta con dos dobles enlaces, donde faltan átomos de hidrógeno. Si el primer doble enlace se encuentra en la sexta posición de la molécula, se llaman Omega- 6, y si el primer doble enlace aparece en la tercera posición, se llama Omega- 3.

Se obtienen los Omega- 6 principalmente de los aceites vegetales como los de girasol, cártamo y maíz, mientras los Omega- 3 se obtienen principalmente de los aceites de pescado, y originalmente de los plancton que son sus alimentos. Tu cuerpo tiene diferentes formas de procesar los Omega- 3 y los Omega- 6.

LOS OMEGA- 3, «LOS BUENOS». En general, los Omega- 3 ejercen un efecto neutro sobre el colesterol LBD y LAD. O pueden causar un leve aumento en los niveles del colesterol LAD y una leve reducción en los niveles del colesterol LBD. (Esto depende de los genes que hayas heredado). Sin embargo, los aceites de pescado tienen más beneficios que los hacen aún más importantes para las personas con el colesterol alto. Los Omega- 3 reducen la inflamación, y hay que tomar en cuenta que la aterosclerosis se considera una condición inflamatoria. También, los Omega- 3 hacen la sangre menos pegajosa

para evitar los coágulos no deseados, reducen significativamente los triglicéridos (hasta en un 50 %) y combaten los ritmos cardíacos anormales. Los efectos protectores del consumo de aceites de pescado se desarrollan dentro de cuatro semanas a partir del incremento en la ingesta. Y siguen mejorando, al grado de que los que llevan una alimentación con alto contenido de pescado tienen un 30 % menor probabilidad de morir por causa de enfermedades coronarias, en relación con las personas que consumen poco pescado. Si comes pescado dos a cuatro veces a la semana, tu riesgo de un derrame cerebral es 25 % menor, y si lo comes más de cinco veces a la semana, el riesgo se reduce más de la mitad. (Véase la página 43).

LOS OMEGA- 6, «BUENOS CON MODERACIÓN». Cuando comes una cantidad moderada de Omega- 6, se reduce el colesterol total y LBD, pero también el LAD. La

mayoría de las personas consumen demasiados Omega- 6 (a partir de las margarinas, los untables, alimentos procesados y listos para comer), lo cual promueve la inflamación. Los Omega- 6 en exceso también son vulnerables al daño por oxidación. La oxidación de las grasas Omega- 6 forma peróxidos lípidos, que son altamente dañinos y contribuyen a la aterosclerosis. (Véase el recuadro: Para reducir la formación de peróxidos lípidos tóxicos.).

La alimentación típica en las culturas occidentales contiene una relación Omega- 6, Omega- 3 de alrededor de 7 a 1, y es demasiado alta. El equilibrio ideal entre los dos tipos no debe exceder una relación de 3 a 1. Esto significa que la mayoría de las personas necesitan reducir su consumo de alimentos que contienen Omega- 6 y aumentar su consumo de Omega- 3. De hecho, los seres humanos evolucionaron para consumir una dieta cazador-recolector de plantas frondosas, animales silvestres y pescados, que contenía cantidades iguales de Omega- 6 (de los aceites vegetales naturales) y Omega- 3 (de pescados aceitosos), una relación de 1 a 1.

Para reducir el consumo de Omega- 6 en exceso, come menos:
- aceites vegetales
- margarinas
- alimentos rápidos y de conveniencia
- productos de fabricación como los pasteles, los dulces y los panes

PARA REDUCIR LA FORMACIÓN DE PEROXIDOS LIPIDOS TOXICOS:

- No comer cantidades excesivas de grasas Omega- 6.
- Comer muchas frutas y verduras, los antioxidantes en la dieta protegen contra la oxidación dañina.
- No permitir que los aceites en la estufa se calienten al grado de producir humo.
- No reutilizar los aceites una y otra vez.

LOS PESCADOS RICOS EN ACEITE INCLUYEN:

- las anchoas
- el arenque
- el arenque ahumado
- la carpa
- la anguila
- el pez gato
- salmón curado
- la caballa
- el reloj anaranjado

- la panga
- la sardina
- las sardinas monterrey
- el salmón
- el charal
- el pez espada
- la trucha
- el atún (fresco, pero no en lata)

Come por lo menos dos porciones a la semana.
¡Pero no fritas ni tampoco cubiertas en sal! Disfrútalos a la parrilla o al horno.

MAXIMIZAR EL CONSUMO DE GRASAS MONOINSATURADAS

Más lenguaje científico: las grasas monoinsaturadas consisten en cadenas de átomos de carbono que solamente tienen un doble enlace, por lo que son muy flexibles.

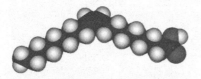

Tu cuerpo procesa las grasas monoinsaturadas de tal manera que reduce los niveles del colesterol LBD sin afectar los niveles del colesterol LAD. Estas grasas también mejoran la sensibilidad a la insulina, ayudando a tu cuerpo a procesar la glucosa. Una dieta alta en grasas monoinsaturadas podría ayudarte a reducir el riesgo de aterosclerosis, hipertensión, enfermedades coronarias, derrame cerebral y diabetes tipo dos.

Se cree que estos factores explican los beneficios de la dieta mediterránea. Los alimentos ricos en lípidos monoinsaturados incluyen los aguacates, el aceite de oliva, el aceite de canola y ciertos aceites de nueces. Una alimentación rica en monoinsaturados, como el aceite de oliva, reduce hasta en un 25 % el riesgo de enfermedades coronarias y hasta en un 56 % el riesgo de un segundo infarto.

TIPO DE ACEITE	% grasa monoinsaturada	% grasa saturada
Aceite de avellana	82 %	7 %
Aceite de nuez de macadamia	81 %	13 %
Aceite de oliva	73 %	14 %
Aceite de canola	60 %	7 %
Aceite de almendra	68 %	5 %
Aceite de aguacate	62 %	12 %
Aceite de cacahuate	44 %	20 %

Consume un puñado diario de nueces ricas en lípidos monoinsaturados, utiliza el aceite de oliva para la cocina y los aceites de avellana, macadamia o aguacate para los aderezos.

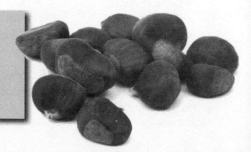

HALLAZGOS CIENTÍFICOS

- Comer un puñado diario de almendras (alrededor de 23 almendras) puede reducir el colesterol LBD de 4 a 5 % y aumentar el colesterol LAD hasta en un 6 %.
- Consumir un aguacate diario puede incrementar el «buen» colesterol LAD hasta en un 11 %, en una semana.
- Comer 85 g (3 oz) de nueces al día, durante cuatro semanas, puede reducir el colesterol LBD hasta en un 16 %.
- Consumir un puñado al día de nueces de macadamia, durante cuatro semanas, puede reducir en un 5 % el colesterol total y el LBD.

RECHAZAR LAS GRASAS «TRANS».

Los ácidos grasos «trans» son las grasas alimentarias más peligrosas para cualquiera, pero sobre todo para las personas con el colesterol elevado. Las grasas «trans» se forman artificialmente a través de procesos de hidrogenación parcial para solidificarlas. El proceso produce grasas «trans» con una estructura molecular torcida que las vuelve pegajosas y duras. Como resultado, estas grasas se aglomeran y se vuelven sólidas a temperatura ambiente, lo ideal para los fabricantes en busca de la manera de convertir los aceites vegetales baratos en margarina.

Las grasas «trans» hacen daño porque aumentan la actividad de una enzima (la proteína de transferencia de ésteres de colesterol) que eleva el colesterol LBD y reduce el colesterol LAD. Además, las grasas «trans» se incorporan a las membranas celulares, haciéndolas más rígidas.

Investigaciones científicas muestran una conexión clara entre el consumo de grasas «trans» y un mayor riesgo de enfermedades coronarias. Las personas con el mayor consumo tienen 50 % más de riesgo de un infarto en comparación con las personas con un menor consumo. También existe una conexión entre las grasas «trans» y el desarrollo de ciertos tipos de cáncer, incluyendo el cáncer de mama y el de próstata.

A causa de las preocupaciones de salud que causan las grasas «trans», muchas margarinas y untables hoy en día están en un proceso de reformulación para reducir su contenido de grasas «trans». Sin embargo, aún existen muchos alimentos procesados con altos contenidos de grasas «trans». Los lineamientos sugieren limitar el consumo de grasas «trans» a niveles menores al 2 % del total de energía consumida. Estos lípidos hacen mucho más daño a la salud que las grasas saturadas. ¡Cuidado!

Presta más atención al contenido de los alimentos antes de comprarlos. Tómate unos momentos para revisar las etiquetas, y selecciona los productos que contienen las cantidades más bajas de grasas «trans» o grasas poliinsaturadas, parcialmente hidrogenadas.

EL CONSUMO DIARIO DE FRUTAS Y VERDURAS

Hoy en día, muchos nutriólogos creen que las enfermedades coronarias están menos relacionadas con el consumo alto de grasas saturadas, y tienen mayor relación con la falta de antioxidantes alimentarios que protegen a las grasas en circulación de oxidarse.

En lugar de la recomendación típica de una alimentación baja en colesterol y grasas saturadas (la cual también reduce el «buen» colesterol LAD), los nutriólogos sugieren un aumento en el consumo de frutas y verduras. Éstas son ricas en antioxidantes, vitaminas, minerales, fibra (véanse las páginas 28-29), isoflavonas (véase la página 39) u otras sustancias benéficas derivadas de las plantas (fitonutrientes). Por ejemplo, los polifenoles en el vino tinto, las moras azules y el té verde tienen un efecto reductor sobre el óxido nítrico, un químico que contribuye al desarrollo de las enfermedades cardiovasculares.

Una investigación de la Universidad de Harvard que involucraba a más de 126,000 personas mostró que, aún descontando los demás factores de riesgo para enfermedades cardiacas, las personas con mayor consumo de frutas y verduras tenían una probabilidad 20 % menor de un infarto, comparadas con personas con un menor consumo de vegetales y frutas. Cada porción adicional de frutas o verduras por

UNA PORCIÓN DIARIA DE FRUTAS O VERDURAS PUEDE SER:

- una manzana, naranja, pera, durazno, kiwi, plátano o fruta de tamaño similar
- unas cuantas mandarinas, ciruelas, chabacanos, higos, tomates u otras frutas de tamaño pequeño
- la mitad de una toronja, guayaba, mango o melón
- un puñado de uvas, cerezas, moras azules, fresas, dátiles, etc.
- una cucharada de frutos secos como las pasas o los arándanos azules, fresas, dátiles, etc.
- una cucharada de frutos secos como las pasas o los arándanos
- un puñado de verduras picadas/legumbres como la col, el elote, las zanahorias, el brócoli, los frijoles, las lentejas, los garbanzos

- un tazón pequeño de ensalada mixta
- un pequeño tazón de sopa de verduras
- una copa (100 ml/3.5 fl oz) de jugo de frutas o verduras (estos sirven para un máximo de una porción al día, ya que contienen poca fibra).

CONSEJO: Un licuado hecho de frutas enteras puede considerarse más de una porción, mide la cantidad de frutas que metes a la licuadora.

OJO: Las papas no cuentan como verduras, ya que su composición es principalmente almidón. Sin embargo, los camotes sí cuentan como verduras.

día reducía en un 4 % el riesgo de enfermedades coronarias. Otro estudio de gran escala, que involucró a casi 250,000 personas, mostró además una reducción en el riesgo de derrame cerebral.

EL PUNTAJE «CARO»:

Se mide el potencial antioxidante de las frutas y verduras en términos de su Capacidad de Absorción de Radicales de Oxígeno («CARO»). A partir de encuestas realizadas en EUA, los científicos estiman que la mayoría de las personas consumen alrededor de 5,700 unidades «CARO» al día. Las personas sanas deben procurar un consumo mínimo de 7,000 unidades «CARO» diarias. El nivel óptimo de consumo para las personas con el colesterol elevado es de 20,000 unidades al día o más. A continuación se encuentra una tabla con los puntajes «CARO» de varios alimentos.

Alimentos con un peso de 100 g (3.5 oz) y sus puntajes CARO:

Alimento	CARO	Alimento	CARO
El chocolate negro	103,971	Los cacahuates	3,166
Las nueces pacanas	17,940	La col roja	3,146
Los frijoles rojos	14,413	Las pasas	3,037
Las nueces de Castilla	13,541	Las manzanas Gala	2,828
Los frijoles pintos	12,359	El betabel	2,774
Las granadas	10,500	Las manzanas amarillas	2,670
Las lentejas rojas	9,766	La espinaca	2640
Las avellanas	9,645	Las berenjenas	2,533
Los arándanos	9,456	Los limones y limas	2,412
Las moras azules	9,260	Los aguacates	1,933
Las ciruelas pasas	8,578	Las peras verdes	1,911
Los frijoles negros	8,040	Las naranjas «ombligo»	1,814
Los pistaches	7,983	Los duraznos	1,863
Las ciruelas negras	7,339	Las lechugas rojas	1,785
Las alcachofas	6,552	Las peras rojas	1,773
Las ciruelas rojas	6,239	Las nueces de macadamia	1,695
Las moras negras	5,348	Las mandarinas	1,620
Las frambuesas	4,925	Las papas oscuras cocidas	1,555
Las almendras	4,454	Las toronjas rojas	1,548
Las manzanas rojas	4,275	La col verde	1,359
Los chícharos verdes	4039	Las uvas rojas	1,260
Los garbanzos	4,030	El brócoli cocido	1,259
Los dátiles	3,895	Las cebollas amarillas	1,220
Las fresas	3,577	Las zanahorias crudas	1,215
Los higos	3,383	Las uvas verdes	1,118
Las cerezas	3,361	Los mangos	1,002

Las bebidas ricas en antioxidantes incluyen el té verde, negro y blanco, y el vino tinto. Este último con moderación, por favor.

LLENARSE DE FIBRA

La fibra dietética incluye sustancias como la celulosa, la hemicelulosa, la lignina y las pectinas que atraviesan el intestino delgado sin que éste las digiera, ya que a nosotros los seres humanos nos faltan las enzimas necesarias para deshacerlas.

Existen dos tipos principales de fibra: la soluble y la insoluble. La fibra soluble es la más importante para el estómago y los intestinos superiores, donde se limpian las grasas y los azúcares, para frenar su paso a la circulación. Una vez que la fibra soluble llega al intestino grueso, las enzimas emitidas por las bacterias intestinales la fermentan y la reducen, produciendo varios gases malolientes (sobre todo por los frijoles). La fibra insoluble es más importante para el intestino grueso, donde absorbe el agua, las bacterias y las toxinas. El intestino grueso también da a las heces fecales el volumen necesario para facilitar las evacuaciones.

Todo alimento de origen vegetal contiene fibra soluble e insoluble, aunque algunas fuentes son más ricas en uno de los dos tipos. Por ejemplo, la avena y los higos son ricos en fibra soluble, mientras que el trigo y las verduras con hojas son una buena fuente de fibra insoluble. La fibra forma enlaces con el colesterol y demás grasas en los intestinos y reduce su absorción; y por lo tanto, la fibra puede ejercer un efecto significativo sobre los niveles de colesterol. Si comes un tazón al día de avena, puedes reducir tus niveles de colesterol LBD del 8 al 23 %. También se ha mostrado que tomar un suplemento al día con 10 g de psilio (véase la página 39)

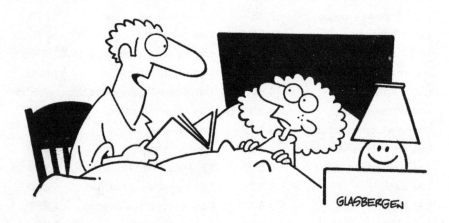

«Primero, Ricitos de Oro devoró la avena de Papá Oso. Luego, ella comió la avena de Mamá Oso. Y después, Ricitos de Oro se terminó la avena del Oso Bebé... ¡Y redujo su colesterol en un 20 %!».

LOS ALIMENTOS QUE POR CADA 100 G CONTIENEN 3 G DE FIBRA, SON OPCIONES RICAS EN FIBRA:

ALIMENTO	Fibra por cada 100g
El salvado de trigo	40 g
Los chabacanos secos	18 g
Las ciruelas pasas	13 g
El pan integral	6 g
Las nueces	6 g
Los chícharos	5 g
El espagueti integral cocido	4 g

durante por lo menos seis semanas puede reducir los niveles de colesterol LBD del 5 al 20 %.

Una alimentación sana debe aportar por lo menos 18 g (0.6 oz) de fibra al día, alrededor de 40 % más que la ingesta típica. Para mantener un adecuado funcionamiento intestinal, se considera necesario un mínimo de 30 g de fibra al día. En términos evolutivos, esta cantidad es muy baja; nuestros antepasados cavernícolas solían consumir más de 100 g (3.5 oz) de fibra al día, que obtenían de una variedad de fuentes vegetales.

LOS ESTEROLES.
Los esteroles tienen una estructura química muy parecida al colesterol, y reducen la absorción del colesterol de la dieta al competir por las enzimas y receptores necesarios para su absorción. Esto da como resultado que las personas con mayor ingesta de los esteroles vegetales tengan los menores niveles de colesterol, lo cual fue evidenciado a través de un ensayo a gran escala que involucró a más de 22,500 hombres y han desarrollado alimentos funcionales como los untables y los yogures que vienen fortificados con esteroles. Consumir diariamente 20-25 g (menos de 1 oz) de yogur fortificado con esteroles puede reducir el colesterol LBD del 10 al 15 % en tres semanas.

Mientras haces la transición a una alimentación alta en fibra, o comienzas a tomar suplementos con fibra, es importante que incrementes gradualmente tu consumo para prevenir la sensación de hinchazón y distención que pueden ocurrir durante las primeras dos a tres semanas. También es importante consumir muchos líquidos.

BAJAR DE PESO.

Si tienes el colesterol alto, es de suma importancia que reduzcas tu peso corporal. De esta manera, podrás bajar tu presión sanguínea, reducir los niveles de glucosa en la sangre y mejorar los niveles del colesterol, al grado de reducir tu riesgo de muerte prematura en un 20 %. Si pierdes tan sólo 10 kg (22 lb), y si logras estar dentro del rango de un peso sano para una persona de tu estatura, podrás reducir el riesgo de un infarto en más del 50 %.

BUSCA UNA CINTA MÉTRICA.

Revisa la talla en centímetros de tu cintura. Si es mayor a 80 cm y eres mujer, o mayor a 94 cm y eres hombre, y tu figura se asemeja a la de una manzana; entonces, tu almacenamiento de grasas en el vientre (obesidad central) aumenta en 70 % el riesgo de enfermedades cardiacas, y en 80 % el riesgo de contraer diabetes tipo dos.

Aunque la alimentación reducida en grasa sigue siendo la más recomendada por los médicos y los nutriólogos más tradicionales, no muestra tener más éxito que las dietas bajas en calorías (que aportan entre 1,200 y 1,500 kcal al día) para ayudar a las personas que quieren bajar de peso a largo plazo. Es el límite sobre el consumo de energía, más no el hecho de consumir menos grasa, lo que facilita bajar de peso. Desafortunadamente, las dietas bajas en grasa suelen reducir el colesterol «bueno» LAD tanto como el colesterol «malo» LBD. Para la mayoría de las personas que han heredado el tipo de metabolismo asociado a la obesidad central (véanse las páginas 8-9), una dieta con bajo índice glucémico (IG) tiene mayor eficacia. Las dietas con bajo IG restringen el consumo de los carbohidratos simples que elevan los niveles de glucosa en la sangre y provocan la secreción de insulina, la hormona principal responsable del almacenamiento de grasa. Una dieta de IG bajo te puede ayudar a perder peso, bajar los niveles de triglicéridos y colesterol LBD y elevar el colesterol LAD.

La siguiente tabla presenta los rangos sanos de peso para un adulto promedio, según la estatura y el género. Si tu peso se encuentra por encima del rango adecuado para una persona de tu estatura, haz lo posible para bajar de peso de manera gradual y constante, hasta que logres estar dentro del rango saludable. (Estos rangos están calculados a partir de un índice de masa corporal (IMC) de 18.7 a 23.8 para las mujeres, y a partir de un IMC de 20 a 25 para los hombres.)

RANGO DE PESO ÓPTIMO PARA LA SALUD

ESTATURA (m)	HOMBRES (kg)	MUJERES (kg)
1.47	43 – 54	40 – 51
1.50	45 – 56	42 – 54
1.52	46 – 58	43 – 55
1.55	48 – 60	45 – 57
1.57	49 – 62	46 – 59
1.60	51 – 64	48 – 61
1.63	53 – 66	50 – 63
1.65	54 – 68	51 – 65
1.68	56 – 70	53 – 67
1.70	58 – 72	54 – 69
1.73	60 – 75	56 – 71
1.75	61 – 76	57 – 73
1.78	63 – 79	59 – 75
1.80	65 – 81	61 – 77
1.83	67 – 83	63 – 80
1.85	69 – 85	
1.88	71 – 88	
1.90	72 – 90	
1.93	75 – 93	

EJERCICIO Y AUTOCONTROL

El ejercicio puede aumentar hasta diez veces la velocidad metabólica, lo cual moviliza los ácidos grasos almacenados, facilitando su utilización como combustible para los músculos.

El ejercicio, como caminar a paso ligero, hace que los niveles de grasa en la sangre aumenten mucho menos después de una comida rica en grasas. Se puede notar este efecto incluso cuando el ejercicio se realiza hasta 15 horas antes de una comida, o 90 minutos después, lo cual es importante porque los niveles altos de grasa después de comer han sido identificados como una de las principales causas de aterosclerosis.

Quizás el ejemplo más sorprendente de la manera en que el ejercicio impacta los niveles de grasa en la sangre está en la historia del Sr. Ranulph Fiennes y el Dr. Michael Stroud, quienes atravesaron la Antártida sin asistencia en 1992. Ellos comían más de 5,500 kcal al día, incluyendo lo doble de las grasas normalmente recomendadas (principalmente mantequilla) para aportar la energía que necesitaban, sin aumentar el peso de los alimentos que tenían que cargar. Ellos se sometieron a numerosas pruebas de sangre que mostraron que sus niveles de colesterol total no cambiaron. Además, su colesterol LAD, que da protección contra las enfermedades coronarias, subió, mientras que sus niveles de colesterol LBD, que se considera dañino, bajaron Los investigadores creen que el ejercicio rutinario reduce la cantidad de lipoproteínas de muy baja densidad (LMBD) y los triglicéridos producidos por el hígado. El ejercicio también aumenta la producción de una enzima fabricada por los músculos que convierte el colesterol en combustible (lipoproteína lipasa). Los buenos efectos

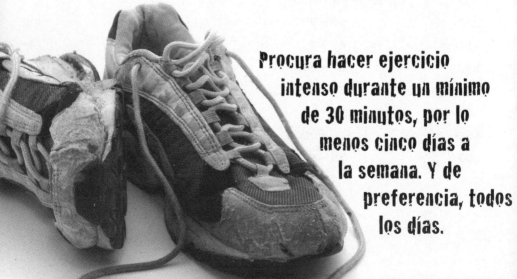

Procura hacer ejercicio intenso durante un mínimo de 30 minutos, por lo menos cinco días a la semana. Y de preferencia, todos los días.

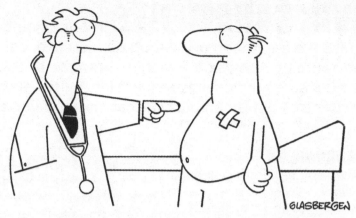

«Cuando se le suba demasiado el colesterol,
el sensor mandará una señal que automáticamente cerrará
la puerta de la cocina y encenderá la caminadora».

del ejercicio sobre los niveles de grasa en la sangre ocurren después de tan sólo un intento, pero el efecto sobre las enzimas musculares no comienza sino hasta después de la quinta sesión de ejercicio rutinario. Los corredores de larga distancia tienen concentraciones significativamente menores de pequeñas lipoproteínas de baja densidad y LMBD. Además, producen más altas concentraciones de LAD benéfico que los hombres sedentarios. Los niveles de grasa en la sangre de los atletas en entrenamiento es 42 % menor, y la grasa se depura 75 % más rápido de lo normal. El ejercicio reduce la presión sanguínea, mejora la dilatación de las arterias y mejora la tolerancia a la glucosa. Y por supuesto, ayuda a bajar de peso. Sin embargo, estos efectos se pierden poco tiempo después de parar la actividad física. Entonces, lo mejor es hacer ejercicio diariamente.

Debido a todos sus efectos benéficos, la actividad física rutinaria reduce el riesgo de muerte a cualquier edad, por todas las causas. Y sobre todo por enfermedades coronarias, hasta un 25 %. Entre las personas que realizan ejercicio durante por lo menos tres horas a la semana, se reduce el riesgo de enfermedades coronarias de 30 a 40 %. Esto es cierto aún después de tomar en cuenta otros factores de riesgo como la edad, el tabaquismo, el colesterol, la presión arterial, los niveles de glucosa y los antecedentes familiares de enfermedad cardiaca.

Tu meta será hacer un mínimo de 30 minutos de ejercicio intenso, por lo menos cinco días a la semana, y de preferencia todos los días. Si te falta condición física, empieza gradualmente, aumentando el esfuerzo conforme tu condición vaya mejorando. Ni siquiera es necesario que los 30 minutos sean seguidos. Se pueden obtener beneficios similares sobre los niveles de grasa en la sangre con tres sesiones de 10 minutos por día, o dos sesiones diarias de 15 minutos.

VIVIR SANAMENTE. Además de bajar de peso y cumplir con una rutina de ejercicio, es importante que dejes de fumar, mantengas tu consumo del alcohol a niveles razonables, evites el estrés y encuentres el tiempo para descansar y relajarte.

EL TABAQUISMO

Los fumadores tienen una probabilidad de tener un infarto siete veces mayor que la gente que no fuma. Y la probabilidad de que un fumador tenga un derrame cerebral es cuatro veces mayor que para las personas que no consumen cigarros. La buena noticia es que puedes reducir el riesgo de estos eventos hasta en un 50 % dentro de un año si dejas de fumar. Al dejar de consumir cigarros, ocurre una reducción de la viscosidad de la sangre, disminuyen los espasmos y la obstrucción en las arterias, mejora la presión sanguínea y la oxigenación de los tejidos y hay una menor probabilidad de aterosclerosis.

No es fácil dejar de fumar, pero si utilizas la terapia de reemplazo de la nicotina (TRN) duplicas la posibilidad de tener éxito. Si además, recibes apoyo psicológico de un profesional de salud, la probabilidad de lograrlo mejora un 26 % más. Otra opción útil es el método de la reducción gradual. Este método

Si fumas, considera la posibilidad de tomar pycnogenol (véase la página 37), que es un extracto de la corteza del pino marítimo francés, y tiene la misma eficacia en la prevención de coágulos entre los fumadores que la aspirina, pero sin irritar el estómago.

aminora el consumo de la nicotina a través de la aplicación de gotas de un producto natural de jarabe de maíz en los filtros de los cigarros, inmediatamente antes de fumar. Por lo general, este método se utiliza durante un periodo de seis semanas para que la abstinencia de la adicción a la nicotina sea más tolerable, y tiene un índice de éxito del 60 % (véase www.nicobloc.com)

La TRN incluye opciones como parches, pastillas, chicles, inhaladores, rocíos y «microtabletas» que se disuelven dentro de la boca. Existen otros medicamentos para apoyar la moderación y reducción del tabaquismo que están disponibles con receta médica.

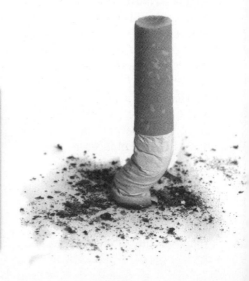

EL ALCOHOL

Un consumo moderado de alcohol (y especialmente de vino tinto que es rico en antioxidantes) eleva el colesterol «bueno» LAD, reduce la presión arterial y el riesgo de enfermedades coronarias. También puede reducir la incidencia de coágulos anormales en la sangre y mejorar el estado de las paredes arteriales, de manera parecida a un limpiador de pinturas, que disuelve la aglomeración de grasas. Sin embargo, el alcohol en exceso eleva los niveles de triglicéridos, sube la presión arterial; aumenta el riesgo de un infarto, de insuficiencia cardiaca congestiva y de una muerte repentina por ritmos cardíacos anormales. Y ni hablar de los efectos dañinos sobre la salud del hígado. El equilibrio es la clave.

Los hombres no deben ingerir más de 3 o 4 unidades de alcohol al día, como rutina. Y las mujeres no deben ingerir más de 2 o 3 bebidas al día. Además, personas de ambos sexos deben procurar tener dos o más días sin alcohol en su rutina semanal.

EL ESTRÉS

El estrés eleva la presión arterial, reduce la respuesta inmunológica y, según los últimos hallazgos, también eleva el colesterol.

Las personas con mayor estrés tienen el triple de probabilidades de tener el colesterol LBD más alto que las personas con menos estrés. Esto sucede porque las hormonas que se producen al tener estrés, como la adrenalina y el cortisol, actúan para preparar al cuerpo para luchar o huir, liberando a la circulación el combustible (glucosa, grasas, colesterol LBD) necesario para ocupar los músculos.

CUANDO SIENTAS ESTRÉS:

- Detente un momento y repite un mantra relajante. Por ejemplo: «ten calma». Haz esto dentro de tu mente.
- Concéntrate en respirar de un modo lento y profundo.
- Sal a caminar a paso ligero para quemar los efectos dañinos de las hormonas que produjo el estrés en tu cuerpo.

CAMBIOS NECESARIOS EN EL ESTILO DE VIDA	REDUCCIÓN DEL RIESGO DE UN INFARTO EN UN PLAZO DE CINCO AÑOS:
Dejar de fumar.	del 50 al 70 %
Bajar de peso.	del 35 al 55 %
Hacer un mínimo de tres horas de ejercicio por semana.	del 30 al 40 %
Consumir alcohol dentro de los límites saludables.	del 25 al 45% menos riesgo que las personas que toman en exceso, regularmente

LOS «SUPERSUPLEMENTOS»

Existen varios suplementos nutrimentales que pueden reducir los niveles de colesterol o frenar la progresión de la aterosclerosis.

SUPLE-MENTO	BENEFICIO	DOSIS
Vitamina B3	Esta vitamina también se conoce como niacina o ácido nicotínico, y es importante para procesar los ácidos grasos. Los médicos la recetan para reducir los niveles de triglicéridos y del colesterol LBD persistentemente elevados. Además de aumentar los niveles del colesterol LAD. Las dosis altas (bajo supervisión médica) reducen el riesgo de los infartos, tanto mortales como los no mortales.	Dosis usualmente recomendada: 15 a 30 mg en suplementos vitamínicos. Las dosis más altas que requieren receta médica pueden producir enrojecimiento de la cara. Tomar una dosis baja de aspirina, una media hora antes de ingerir el suplemento, puede reducir esta consecuencia.
Vitamina C	La vitamina C es un antioxidante que protege contra las enfermedades coronarias. En una investigación en la que participaron más de 6,600 hombres y mujeres se descubrió que las personas que consumían niveles más altos de vitamina C tenían 27 % menos riesgo de contraer enfermedades coronarias y 26 % menos riesgo de sufrir un derrame cerebral, que las personas que consumían menores niveles de la vitamina.	Dosis usualmente recomendada: 250 mg (2 g) al día.
Vitamina E	Es un antioxidante que protege el colesterol en la circulación y las grasas poliinsaturadas contra la oxidación. El estudio sobre antioxidantes cardíacos de Cambridge mostró que dosis altas de vitamina E (un mínimo al día de 400 iu, unidades internacionales por sus siglas en inglés) reducía el riesgo de un infarto hasta en un 77 %. Otros estudios de gran escala han mostrado que tanto hombres como mujeres pueden reducir el riesgo de desarrollar enfermedades coronarias hasta en un 40 % si toman suplementos con vitamina E.	Dosis usualmente recomendada: de 100 a 400 iu (equivalentes alrededor de 67 a 268 mg) de vitamina E al día, en combinación con otros antioxidantes como la vitamina C y el selenio.

Ácido fólico	El ácido fólico, o folato, es necesario para procesar la homocisteína, un aminoácido que causa aterosclerosis. El tipo de folato que se recibe de manera natural de los alimentos, como los vegetales de hojas verdes, es más difícil de absorber y es menos activo dentro del cuerpo que la versión sintética de ácido fólico, disponible en suplementos y alimentos fortificados como los cereales.	Dosis usualmente recomendada: 400 a 650 mcg al día. Las vitaminas B6 y B12 también tienen un efecto benéfico sobre el procesamiento de la homocisteína.
Los carotenoides	Estos son antioxidantes pigmentados de amarillo, anaranjado y rojo (ej. betacaroteno, licopeno, luteína). Las personas con mayor consumo de carotenoides tienen un 50 % menos de probabilidad de desarrollar enfermedades coronarias, y un 75 % menos de probabilidad de sufrir un infarto, en relación con las personas con menor consumo de carotenoides.	Dosis usualmente recomendada: 15 mg de carotenoides mixtos.
El pycnogenol	Éste es un extracto de la corteza del pino marítimo francés. Contiene una variedad de antioxidantes poderosos que ayudan a bajar la presión arterial, a mejorar la dilatación de los vasos sanguíneos pequeños, a reducir la viscosidad de la sangre y a frenar la progresión de la aterosclerosis. Puede reducir significativamente el colesterol LBD y aumentar el colesterol LAD, además de reducir los coágulos anormales en la sangre de los fumadores.	Dosis usualmente recomendada: 50a 200 mg al día.
El selenio	Éste es un mineral antioxidante, y existe una conexión entre la carencia del selenio, los bajos niveles de colesterol LAD y el mayor riesgo de aterosclerosis, infarto y derrame cerebral. El bajo consumo del selenio está causando preocupación en muchos países de Europa.	Dosis usualmente recomendada: 50 a 200 mcg al día.
Aceites de pescado con Omega-3	Estos aceites mejoran el nivel de colesterol LAD benéfico y bajan significativamente los niveles de triglicéridos. También reducen la viscosidad de la sangre y los ritmos cardíacos anormales. Para los que ya tuvieron un infarto, el aceite Omega-3 reduce de forma importante la probabilidad de sufrir una segunda falla cardiaca. Y si esto ocurre, la probabilidad de que sea mortal es mucho menor.	Dosis usualmente recomendada: 1.5 a 5 g al día. Consulta a tu médico antes de tomarlo si tienes un trastorno de coagulación en la sangre o si estás tomando un medicamento que adelgace la sangre, como la warfarina.

LOS «SUPERSUPLEMENTOS»
(continuación)

SUPLE-MENTO	BENEFICIO	DOSIS
Los probióticos	Estos son bacterias vivas y benéficas que mejoran la digestión y el sistema inmunológico. También producen ácidos grasos, de cadena corta, que actúan sobre el hígado para disminuir la viscosidad de la sangre y reducir los niveles altos de colesterol.	Dosis usualmente recomendada: 1 a 2 mil millones de unidades formadoras de colonias (UFC).
Esteroles vegetales	Los esteroles vegetales, como el campesterol, el sitoesterol y el estigmasterol, detienen la absorción del colesterol alimentario para reducir los niveles de colesterol LBD hasta en un 15 %. Para las personas con diabetes tipo dos, casi se duplica este efecto (lo que equivaldría a una reducción del colesterol LBD del 26.8 %). Agregar esteroles vegetales a un tratamiento de fármacos con estatinas es más eficaz que duplicar la dosis de estatinas.	Dosis usualmente recomendada: 1 a 2 g al día.
El ajo	Algunos estudios han mostrado que los extractos de ajo reducen los niveles del colesterol LBD en promedio un 11 %. El seguimiento de 152 personas, durante cuatro años, arrojó evidencia de que también reducen e incluso retroceden el endurecimiento y la contaminación de las arterias. Además, el ajo reduce la presión sanguínea y mejora la dilatación arterial.	Dosis usualmente recomendada: 900 mg al día.
La lecitina	La lecitina (fosfatidilcolina) es un tipo de grasa que inhibe la absorción del colesterol en el intestino y promueve su evacuación en la bilis. Tomar lecitina en dosis altas, durante 30 días, puede reducir el promedio de colesterol total, de colesterol LBD y de triglicéridos en más del 33 %, al tiempo que aumenta 46 % el colesterol LAD.	Dosis usualmente recomendada: 1 a 10 g al día. Un huevo de gallina aporta alrededor de 2 g de lecitina.
Arroz de levadura roja	Este arroz se forma con la fermentación de un cierto tipo de levadura, «Monascus purpureus», sobre arroz, y a menudo se utiliza para teñir los alimentos, para platillos como el pato a la pekinesa. El arroz de levadura roja es el equivalente para la medicina china de una estatina, porque baja el colesterol de manera parecida, obstruyendo la enzima (HMG-CoA reductasa) necesaria	Dosis usualmente recomendada: 1.2 a 2.4 g al día.

para la síntesis del colesterol dentro del hígado. Puede reducir el 23 % del colesterol total, el 31 % del colesterol LBD y el 34 % de los triglicéridos. A la vez que incrementa un 20 % el colesterol LAD. Una investigación reciente que involucró a 5,000 adultos con antecedentes de infarto, arrojó como resultado que el consumo del extracto de arroz de levadura roja, durante un promedio de 4.5 años, reducía un 45 % el riesgo de sufrir otro infarto no mortal y de morirse de enfermedades coronarias, en comparación con las personas que tomaban el placebo. Sin embargo, se han observado algunos efectos secundarios en los músculos, parecidos a los que aparecen con el tratamiento con estatinas, y por lo tanto se debe tomar en combinación con la coenzima Q 10.

Las isoflavonas

Las isoflavonas son hormonas vegetales extraídas de soja que realizan una acción parecida al estrógeno. Son especialmente útiles para las mujeres que ya pasaron por la menopausia, porque ayudan a dilatar las arterias coronarias, además de reducir el colesterol LBD y los coágulos anormales. Un consumo rutinario puede reducir 4 % o más el colesterol total y el LBD. Las investigaciones muestran continuamente las conexiones entre las dietas ricas en estos fitoestrógenos y un riesgo reducido de enfermedades cardiovasculares.

Dosis usualmente recomendada: 25 a 50 mg al día.

El psilio

Las semillas y las cáscaras del psilio son una fuente natural de fibra, que forma enlaces con el colesterol y otras grasas en los intestinos. Esto frena su absorción, para facilitar su procesamiento por el cuerpo. Tomar 10 g de semillas de psilio al día, durante un mínimo de 6 semanas, puede reducir el colesterol LBD entre un 5 y un 20 %.

Dosis usualmente recomendada: 1 a 10 g al día. Incrementa el consumo de fibra de manera gradual. Bebe bastante agua.

Toda persona que toma un medicamento con estatinas o el arroz de levadura roja debe considerar acompañarlos con la coenzima Q 10, para contrarrestar los efectos secundarios musculares. (Véanse las páginas 16-17). Dosis de coenzima Q 10 usualmente recomendada: 60 a 120 mg al día.

REDUCE TU

Si reduces tu colesterol LBD y aumentas tus niveles de colesterol LAD, es menos probable que sufras un infarto o un derrame cerebral.

¿POR QUÉ?
Porque por cada reducción del 1 % en tu colesterol LBD, el riesgo de enfermedades cardiovasculares cae un 2 %. Y de igual manera, por cada aumento del 1 % en tu colesterol LAD, el riesgo de enfermedades cardiovasculares se reduce por lo menos un 2 %.

¿CUÁL ES TU SITUACIÓN ACTUAL?

Para vigilar tu progreso, es necesario conocer tu estado actual. Por lo tanto, antes de comenzar este proyecto para reducir tu colesterol, es importante que tu médico revise tus niveles de colesterol total, colesterol LBD, colesterol LAD y triglicéridos. Muchas farmacias también ofrecen este servicio. Como se explicó en las páginas 12-13, normalmente se toman las muestras de sangre en la mañana, antes de comer o tomar líquidos.

También es recomendable conocer tu peso y presión arterial actuales (anota los resultados en las tablas de las páginas 54-55). Si es posible, también debes revisar tus niveles de homocisteína en la sangre (véanse las páginas 12-13).

¿QUÉ QUIERES LOGRAR?

La meta de todo programa para reducir el colesterol es disminuir el colesterol total hasta que éste sea menor de 5 mmol/l (200 mg/dl). O, bajar el 30 % del colesterol total. Lo ideal sería reducir el colesterol LBD a menos de 3 mmol/l (100 mg/dl) y aumentar el colesterol LAD para que sea mayor a 1mmol/l (40 mg/dl). Esto, para los hombres. Y 1.2 mmol/l (50 mg/dl) para las mujeres.

Entre menos colesterol LBD tengas, mejor. Y entre más colesterol LAD tengas, estarás más protegido contra la aterosclerosis que estrecha las arterias.

Además, si tienes los triglicéridos elevados, es recomendable que los disminuyas hasta que estén por debajo de 1.7 mmol/l (150 mg/dl).

Estas serán tus metas. Cuando llegues al final de las 12 semanas, vuelve a hacerte los estudios y calcula los porcentajes de mejoramiento. Estos representarán la reducción en tu riesgo de sufrir un infarto o un derrame cerebral.

COLESTEROL

ANTES DE COMENZAR:

Cómprate un podómetro sencillo para contar y registrar el número de pasos que das en un día. Están disponibles en las tiendas deportivas o por Internet, a muy bajo costo.

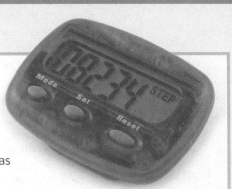

¿CÓMO LO VAS A LOGRAR?

Somos animales de costumbres, y las malas costumbres de alimentación y estilo de vida son difíciles de cambiar. Para lograr un cambio a largo plazo, tienes que hacerlo poco a poco, dando pequeños pasos positivos que son más fáciles de establecer como hábitos permanentes. Los japoneses tienen una filosofía muy útil que se llama el «kaizen». Esto significa comprometerte a tomar pasos pequeños y continuos hacia el mejoramiento, y es la mejor estrategia para mejorar el equilibrio de tu colesterol.

Cada semana, tendrás la meta de enfocarte en un cambio relativamente fácil en tu alimentación, que te ayudará a mejorar significativamente tus niveles de colesterol LBD y colesterol LAD. Cada semana también incorpora un plan de ejercicios físicos y de estilo de vida, que te ayudarán a lograr la meta de reducir tu colesterol. Es muy probable que estos cambios mejoren tus triglicéridos, homocisteína, presión arterial y peso.

Después de lograr la meta alimentaria de cada semana, puedes elegir tu recompensa para ayudar a tu motivación, como un nuevo libro, película o disco, una manicura o un facial, o una nueva herramienta para la casa. Puedes escribir la recompensa de tu elección en el espacio asignado para cada semana.

Al mismo tiempo que introduzcas cada nuevo cambio, es importante que mantengas los cambios anteriores para que, al finalizar el proceso, estos nuevos hábitos buenos se conviertan en rutina. Los cambios que logras durante las primeras semanas se harán costumbre con más facilidad que los que realizas en las últimas. Sin embargo, al seguir adelante con tu vida, pronto descubrirás que incorporas todos los cambios sin pensarlo, recibiendo sus beneficios al hacerlo.

COMER MÁS FRUTAS Y VERDURAS

Cómelas crudas, cuando sea posible, o cocidas ligeramente al vapor para obtener el mayor beneficio y reducir el colesterol (véanse las páginas 26-27). Por ejemplo:

Desayuno

Come un puñado de moras o un plátano rebanado con tu cereal, la mitad de una toronja (después de averiguar la posibilidad de interacciones farmacéuticas, con las estatinas), más un vaso de jugo de naranja (de preferencia recién extraído).

Mediodía

Come una manzana.

Almuerzo

Come una ensalada mixta grande y una pera.

Cena

Come una porción de espinacas; unas zanahorias o elotes para acompañar tu proteína (ej. pescado); y un puñado de uvas con el postre.

 ## PLAN DE EJERCICIOS

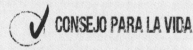 ## CONSEJO PARA LA VIDA

Ahora tu mejor amigo será el podómetro que te acompañará a todas partes. Esta semana, registra el número de pasos que das por día, sin hacer un esfuerzo especial para aumentar tu nivel de actividad. Apunta el número de pasos que diste por día en la tabla de las páginas 58-59. Suma el total de los pasos de toda la semana, y divídelo entre siete para obtener el promedio de los pasos que has dado cada día.

Tu objetivo será mantener un peso sano para tu estatura. Utiliza la tabla de las páginas 30-31 para encontrar tu rango ideal de peso, y considéralo tu meta. Tienes más probabilidad de lograrlo si tratas de perder el peso de manera gradual, en lugar de buscar una solución más rápida y fácil. También, te ayudará a mantener un sano estilo de vida, a largo plazo, llenar la tabla de las páginas 58-59.

Marca con una palomita la tabla de las páginas 56-57, por cada día que comas un mínimo de cinco porciones de frutas y verduras.

 ## ESTA SEMANA, MI RECOMPENSA SERÁ: ....

COMER MÁS PESCADO ACEITOSO

Los hombres y las mujeres deben procurar comer de tres a cuatro porciones (115 g por porción) de pescado aceitoso cada semana. (Véanse las páginas 22-23). Si eres mujer y piensas tener hijos en el futuro, procura consumir dos porciones de pescado aceitoso por semana. (Compra el pescado en un lugar que cumpla con normas higiénicas para reducir la posibilidad de exponerte a contaminantes marinos).

Apunta aquí el número de porciones de pescado, que planeas consumir cada semana: ....

 PLAN DE EJERCICIOS

¡Aquí está el primer pasito hacia la salud! Incrementa 10 % el número de pasos que das esta semana. Para hacer esto, calcula el promedio de pasos que diste por día la semana anterior. Después, multiplica el resultado por 1.1. Por ejemplo, si el número promedio de pasos por día que caminaste la semana anterior fue de 3,505, multiplica este número por 1.1 y obtendrás un total de 3,855 pasos al día. El objetivo final será llegar a 10,000 pasos por día o más, al final de las 12 semanas. (Puede ser que necesites más tiempo si empiezas con menos pasos). Puedes utilizar la tabla de las páginas 58-59 para ayudarte a alcanzar esta meta.

 CONSEJO PARA LA VIDA

Utiliza métodos más sanos para preparar tus alimentos. Cocina al vapor, a la parilla, al horno. O puedes hervir, pochar o guisar los alimentos en lugar de freírlos. Si rostizas la carne, colócala sobre una reja dentro de la charola, para que las grasas se le escurran. Rostiza las papas con un pequeño rocío de aceite de oliva.

RECUERDA CONTINUAR CON ESTOS OBJETIVOS ALIMENTARIOS:

• Comer por lo menos cinco porciones de fruta y verduras al día.

Marca con una palomita la tabla de las páginas 56-57, por cada día que comas una porción de pescado aceitoso.

 ESTA SEMANA, MI RECOMPENSA SERÁ: ....

REDUCIR EL CONSUMO DE SAL

Existe una conexión entre una alimentación alta en sal y los bajos niveles del colesterol LAD benéfico. Un consumo alto de sal también puede promover la hipertensión. Procura utilizar el ajo, las hierbas frescas y las especias, así como la pimienta negra para darle sabor a tu comida. (Véase la página 19). No agregues sal de mesa a los alimentos que estás preparando o comiendo, evita los alimentos que obviamente contienen sal, como las papas fritas. Hay alimentos que contienen más sal de lo que imaginas, como el cereal por ejemplo.

Revisa la etiqueta:
Si se proporciona el contenido de sal como «sodio», tendrás que multiplicarlo por 2.5 para obtener el contenido de sal (cloruro de sodio) que tiene el producto que piensas consumir. Por ejemplo, un producto que contiene 0.4 g de sodio contiene 1 g de sal. Generalmente, se puede decir que un producto contiene mucho sodio si tiene 0. 5 g de sodio, o más, por cada 100 g de alimento (o por porción, si ésta es menor a 100 g). 0.1 g de sodio, o menos, es poco.

 ## PLAN DE EJERCICIOS

Nuevamente, incrementa el número de pasos para esta semana un 10%. Tu nueva meta es de 4,240 pasos por día o más. Utiliza la tabla de las páginas 58-59 para recordar los pasos que diste por día. Cuando veas tu avance, te sentirás motivado a continuar con el esfuerzo.

Marca con una palomita la tabla de las páginas 56-57, por cada día que reduzcas tu consumo de sal durante esta semana.

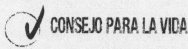 ## CONSEJO PARA LA VIDA

Si fumas, haz lo posible para dejar de consumir cigarros. La tabla en las páginas 58-59 te ayudará a lograr tu meta.

RECUERDA CONTINUAR CON ESTOS OBJETIVOS ALIMENTARIOS:

- Comer por lo menos cinco porciones de frutas y verduras al día.
- Comer más pescado aceitoso.

 ## ESTA SEMANA, MI RECOMPENSA SERÁ: ....

REDUCIR EL CONSUMO DE GRASAS «TRANS»"

Hazte del hábito de revisar las etiquetas de todos los alimentos que compres, y selecciona solamente los que tienen menores cantidades de grasas «trans» y grasas poliinsaturadas, parcialmente hidrogenadas. (Véanse las páginas 24-25).

 ## PLAN DE EJERCICIOS

Procura aumentar otro 10 % el número de pasos que das durante esta semana. Tu nueva meta es de 4,665 pasos al día o más.

Para que sigas motivado, trata de disfrutar el tiempo que pases caminando, considéralo tiempo de reflexión para combatir el estrés, en lugar de verlo como una obligación. Elige las rutas que más podrás disfrutar durante tus paseos, quizás donde están los jardines con las flores más bonitas, o donde hay menos tráfico, o considéralo como una oportunidad para ejercitar más a tu perro también, si tienes uno. Utiliza la tabla de las páginas 58-59 para registrar los pasos que das cada día.

 ## CONSEJO PARA LA VIDA

Mantén tu consumo del alcohol dentro de los límites saludables. (Véanse las páginas 34-35). Y considera cambiar al vino tinto si no lo tomas actualmente, por los beneficios al corazón.

RECUERDA CONTINUAR CON ESTOS OBJETIVOS ALIMENTARIOS:

- Comer por lo menos cinco porciones de frutas y verduras al día.
- Comer más pescado aceitoso.
- Comer menos sal.

Marca con una palomita la tabla de las páginas 56-57, por cada día que hagas un esfuerzo para evitar las grasas «trans» y grasas poliinsaturadas, parcialmente hidrogenadas.

 ## ESTA SEMANA, MI RECOMPENSA SERÁ: ....

COMER MENOS GRASAS SATURADAS Y MENOS COLESTEROL «PREFORMADO»

Es hora de ponernos estrictos. Evita las carnes procesadas y las vísceras, y reduce tu consumo de carnes rojas al grado de no comerlas más de tres veces en una semana. Cámbiate a los huevos enriquecidos con Omega- 3, y consume un máximo de tres por semana. (Véase la tabla en las páginas 20-21).

Utiliza productos con leche descremada o semidescremada en lugar de leche entera, y consume alimentos reducidos en grasa cuando sea posible, por ejemplo: mayonesa, yogur, aderezos, quesos, etc.

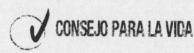

PLAN DE EJERCICIOS

¿Por qué no empezar a nadar durante esta semana? Y no te olvides de seguir incrementando un 10 % más el número de pasos que das, multiplicando el promedio de la semana pasada por 1.1. Tu nueva meta es de 5,130 pasos al día, durante esta semana. Utiliza la tabla en las páginas 58-59 para registrar el número de pasos que caminaste por día.

CONSEJO PARA LA VIDA

Toma suplementos que sean apropiados para ti. Revisa la información en las páginas 36-39 y decide cuáles son los suplementos que te convienen. Algunas sugerencias podrían ser:
• Un antioxidante que aporta además de las vitaminas C y E, los carotenoides y el selenio.
• Aceite de pescado Omega- 3
• Ácido fólico
• Pycnogenol (sobre todo si fumas)
• Coenzima Q10 (especialmente si estás tomando una estatina. (Véanse las páginas 14-17).

RECUERDA CONTINUAR CON ESTOS OBJETIVOS ALIMENTARIOS:

• Comer por lo menos cinco porciones de frutas y verduras al día.
• Comer más pescado aceitoso.
• Comer menos sal.
• Comer menos grasas «trans».

Marca con una palomita la tabla de las páginas 56-57, por cada día que reduzcas tu consumo de alimentos que contienen grasa saturada y colesterol «preformado».

 ESTA SEMANA, MI RECOMPENSA SERÁ: ....

CONSUMIR COMIDAS VEGETARIANAS

En lugar de carnes rojas, come más frijoles, lentejas y chícharos para obtener tu proteína. Comer 200 g/7 oz de frijoles cocidos al día puede reducir del 15 al 20 % del colesterol LBD en tan sólo un mes. Explora la soja, los frijoles negros, las lentejas amarillas y las rojas, los ejotes, los garbanzos, los ejotes amarillos, los frijoles rojos, las habas, los frijoles pintos. Existen muchas posibilidades. Estos alimentos son maravillosos en una sopa, un curry, un guisado o en salsa para pastas; en combinación con tomates, cebollas, ajo, especias y hierbas. Cómprate un recetario vegetariano o explora las opciones que ofrece Internet.

 ## PLAN DE EJERCICIOS

 ## CONSEJO PARA LA VIDA

Continúa con el programa de caminar, incrementando el número de pasos en un 10 %. Tu nueva meta es de 5,645 pasos al día o más.

Utiliza la tabla en las páginas 58-59 para registrar los pasos que das cada día. Además, véase a continuación el consejo sobre otros tipos de ejercicio.

RECUERDA CONTINUAR CON ESTOS OBJETIVOS ALIMENTARIOS:

- Comer por lo menos cinco porciones de frutas y verduras al día.
- Comer más pescado aceitoso.
- Comer menos sal.
- Comer menos grasas «trans».
- Comer menos grasa saturada y colesterol «preformado».

Ahora que tu condición física está en relativamente buen estado, ya que estás logrando alrededor de 5,000 pasos al día, es tiempo de empezar a hacer además al menos 30 minutos de actividad física moderadamente vigorosa.

Puedes intentar el ciclismo, bailar, correr, el fútbol o deportes con raqueta. El ejercicio es una de las mejores maneras de reducir el colesterol. (Véanse las páginas 32-33).

Marca con una palomita la tabla de las páginas 56-57, por cada día que sigas una dieta vegetariana, durante esta semana. (Procura comer de esta manera un mínimo de tres días, si te es posible).

 ## ESTA SEMANA, MI RECOMPENSA SERÁ: ....

COMER MÁS GRANOS INTEGRALES

Además de aportar vitaminas y minerales claves para la reducción del colesterol, los granos integrales contienen fibra, que reduce la cantidad de colesterol que absorbes de la alimentación. Elige el arroz, pan y pasta integrales en lugar de las versiones «blancas» que son menos saludables. Prueba la pasta de cáñamo (hecha de la harina de la semilla del cáñamo), el arroz rojo, el arroz silvestre (que es la semilla de una especie de pasto acuífero), el alforfón y el amaranto (que es la semilla de una planta de la misma familia que la espinaca).

 ## PLAN DE EJERCICIOS

¿Ya estás disfrutando tus paseos diarios? ¿Acaso no los extrañarías si los dejaras de hacer? Si es así, ¡es una señal de que todo este ejercicio está haciendo un efecto positivo! Una vez más, aumenta el número de pasos que das un 10 %. Tu nueva meta es de 6,210 pasos al día durante esta semana. ¿Acaso no se siente bien al ver el gran avance en el conteo diario de pasos? Utiliza la tabla de las páginas 58-59 para registrar el número de pasos que diste por día.

 ## CONSEJO PARA LA VIDA

Toma el tiempo necesario para descansar y relajarte. Se ha comprobado que tanto la meditación como el yoga son eficaces para la reducción de niveles altos de colesterol y que reducen la oxidación de las grasas nocivas en la circulación.

RECUERDA CONTINUAR CON ESTOS OBJETIVOS ALIMENTARIOS:

- Comer por lo menos cinco porciones de frutas y verduras al día.
- Comer más pescado aceitoso.
- Comer menos sal.
- Comer menos grasas «trans».
- Comer menos grasa saturada y colesterol «preformado».
- Consumir más comidas vegetarianas.

Marca con una palomita la tabla de las páginas 56-57, por cada día que comas más granos integrales.

 ## ESTA SEMANA, MI RECOMPENSA SERÁ: ....

SEMANA 8
META
COMER MÁS NUECES Y SEMILLAS

Éstas son fuentes ricas de los beneficiosos ácidos grasos Omega- 3 y ácidos grasos monoinsaturados (véanse las páginas 24-25). Procura comer un puñado de almendras, nueces de Brasil, avellanas, macadamias, pistaches o nueces de árbol al día. Utiliza los aceites de nuez para los aderezos, y esparce un puñado de semillas mixtas sobre los cereales, las ensaladas, las verduras, los postres, ¡donde sea!

 ## PLAN DE EJERCICIOS

 ## CONSEJO PARA LA VIDA

¡La buena noticia es que te vas acercando a tu meta de 10,000 pasos al día! Aumenta el número de pasos esta semana el 10 %. Tu nueva meta es de 6,830 pasos al día o más. Utiliza la tabla de las páginas 58-59 para registrar el gran avance que vas logrando.

Toma más té. Los tés verdes, negros y blancos contienen antioxidantes poderosos que inhiben la absorción del colesterol y aumentan la evacuación de la bilis que contiene colesterol. Los antioxidantes en el té también ayudan a la reducción de los triglicéridos. En comparación con las personas que no toman té, las que disfrutan 4-5 tazas al día tienen la mitad de probabilidad de sufrir un infarto o un derrame cerebral. Y consume más chocolate negro con 70 % de cacao, también es rico en antioxidantes.

RECUERDA CONTINUAR CON ESTOS OBJETIVOS ALIMENTARIOS:

- Comer por lo menos cinco porciones de frutas y verduras al día.
- Comer más pescado aceitoso.
- Comer menos sal.
- Comer menos grasas «trans».
- Comer menos grasa saturada y colesterol «preformado» .
- Consumir más comidas vegetarianas.
- Comer más granos integrales.

Marca con una palomita la tabla de las páginas 56-57, por cada día que comas un puñado de nueces y semillas esta semana.

 # ESTA SEMANA, MI RECOMPENSA SERÁ: ....

CONSUMIR ESTE-ROLES Y ESTANOLES VEGETALES

Como se explicó en las páginas 28-29, comer 20-25 g (menos de una oz) de algún alimento untable fortificado al día puede reducir el colesterol LBD en tres semanas. Esto es perfecto para las últimas tres semanas de tu proyecto de reducción de colesterol. Busca productos untables, yogures y otros alimentos fortificados a la venta.

 ## PLAN DE EJERCICIOS

¿Ya esperas tu caminata diaria con anticipación? Si es así, la buena noticia es que es tiempo de aumentar 10 % el número de pasos que das esta semana. Tu nueva meta es de 7,515 pasos al día o más durante esta semana. No olvides utilizar la tabla de las páginas 58-59 para registrar el número de pasos que diste por día.

 ## CONSEJO PARA LA VIDA

Busca un pasatiempo nuevo para mejorar tus habilidades, reducir el estrés, conocer a personas nuevas y mejorar tu autoestima. Trabajar en el jardín y hacer pequeñas tareas en la casa también son actividades físicas. Las personas con un pasatiempo recurrente suelen mostrar niveles más altos de colesterol LAD benéfico.

RECUERDA CONTINUAR CON ESTOS OBJETIVOS ALIMENTARIOS:

- Comer por lo menos cinco porciones de frutas y verduras al día.
- Comer más pescado aceitoso.
- Comer menos sal.
- Comer menos grasas «trans».
- Comer menos grasa saturada y colesterol «preformado».
- Consumir más comidas vegetarianas.
- Comer más granos integrales.
- Comer más nueces y semillas.

Marca con una palomita la tabla de las páginas 56-57, por cada día que comas un producto fortificado con esteroles o estanoles vegetales.

 ## ESTA SEMANA, MI RECOMPENSA SERÁ: ....

CONSUMIR MENOS GRASAS OMEGA- 6

Los cambios que has realizado en estas últimas semanas automáticamente redujeron tu consumo de Omega- 6. Pero necesitas una cierta cantidad de Omega- 6 para conservar tu salud. Los Omega- 6 se obtiene de los granos integrales, las legumbres, las nueces, las semillas y los untables fortificados en esteroles y estanoles vegetales. Sin embargo, ha llegado el momento de eliminar los Omega- 6 innecesarios que obtienes de los alimentos procesados y de los alimentos preparados. También deberías de considerar que si sigues usando aceite de cártamo, girasol o maíz para cocinar, ya es hora de que te cambies a aceite de oliva o canola.

 ## PLAN DE EJERCICIOS

Aumenta otra vez el número de pasos esta semana un 10 %. ¿Puedes sentir la diferencia? ¿Acaso no te cansas menos? Tu nueva meta es de 8,265 pasos al día o más. Utiliza la tabla de las páginas 58-59 para registrar el número de pasos que diste al día.

 ## CONSEJO PARA LA VIDA

Reduce tus niveles de estrés. (Véase la página 35). Organiza tu vida para manejar tu tiempo mejor, jerarquiza tus tareas y enfrenta las presiones una por una. Sé firme y di «no» cuando te piden algo que no es realista. Escucha música tranquila para relajarte.

RECUERDA CONTINUAR CON ESTOS OBJETIVOS ALIMENTARIOS:

- Comer por lo menos cinco porciones de frutas y verduras al día.
- Comer más pescado aceitoso.
- Comer menos sal.
- Comer menos grasas «trans».
- Comer menos grasa saturada y colesterol «preformado».
- Consumir más comidas vegetarianas.
- Comer más granos integrales.
- Comer más nueces y semillas.
- Comer más alimentos fortificados con esteroles y estanoles.

Marca con una palomita la tabla de las páginas 56-57, porcada día que hagas un esfuerzo para comer menos alimentos que contienen grasas Omega- 6.

 ## ESTA SEMANA, MI RECOMPENSA SERÁ: ....

COMER FRUTAS Y VERDURAS RICAS EN «CARO»

Has comido un mínimo de cinco (y de preferencia de ocho a diez) porciones de frutas y verduras, desde el primer día del programa de reducción del colesterol. Ahora concéntrate en comer las que tienen los mayores puntajes de antioxidantes. (Véase la página 27 para consultar los puntajes «CARO» de diferentes alimentos). Procura un consumo de 20,000 unidades «CARO» al día o más.

PLAN DE EJERCICIOS

Es posible que estés próximo a lograr tu meta. Otra vez, aumenta 10 % el número de pasos que das esta semana y disfruta el hecho de casi haber logrados tus objetivos. Tu nueva meta de 9,090 pasos al día o más durante esta semana. Nuevamente, utiliza la tabla de las páginas 58-59 para registrar el número de pasos que diste por día.

CONSEJO PARA LA VIDA

Piensa de manera positiva. Los investigadores han descubierto que las personas con actitud optimista hacia la vida viven 7.5 años más que las que tienen una actitud pesimista. ¡Sonríe! ¡Da más abrazos! Haz un esfuerzo por felicitar a las personas que están a tu alrededor, seguramente disfrutarás los efectos positivos.

RECUERDA CONTINUAR CON ESTOS OBJETIVOS ALIMENTARIOS:

- Comer por lo menos cinco porciones de frutas y verduras al día.
- Comer más pescado aceitoso.
- Comer menos sal.
- Comer menos grasas «trans».
- Comer menos grasa saturada y colesterol «preformado».
- Consumir más comidas vegetarianas.
- Comer más granos integrales.
- Comer más nueces y semillas.
- Comer menos alimentos que contengan Omega- 6.

Marca con una palomita la tabla de las páginas 56-57, por cada día que alcances un mínimo de 20,000 unidades «CARO» durante esta semana.

 ESTA SEMANA, MI RECOMPENSA SERÁ: ....

¡RELAJARSE!

Esta semana, ya no hay que hacer más cambios. Ya diste exitosamente los pasos necesarios para reducir tu colesterol. De ahora en adelante, la tarea es mantener los objetivos que has logrado hasta ahora, para que queden aún más grabados en tu mente.

PLAN DE EJERCICIOS

A estas alturas, ya debes ir caminando a todos lados sin pensarlo dos veces. Aumenta una vez más el número de pasos que das esta semana un 10 %. Tu nueva meta es de 10,000 pasos al día o más. Estás próximo a alcanzar el «número mágico» de pasos recomendados para mantener la salud al largo plazo, en tan sólo 12 semanas. ¡Felicidades! (Si todavía no llegas a esta cifra, sigue aumentando el número de tus pasos hasta que lo alcances, ya te falta poco).

HAZ UNA REVALORACIÓN

Es tiempo de volver a tomar tus niveles de colesterol total, LBD y LAD. Además mide tus niveles de triglicéridos, tu presión arterial, pésate y toma las medidas del ancho de tu cintura. Anota estas cifras en las tablas de las páginas 54-55 y calcula tu avance.

RECUERDA CONTINUAR CON ESTOS OBJETIVOS ALIMENTARIOS:

- Comer por lo menos cinco porciones de frutas y verduras al día.
- Comer más pescado aceitoso.
- Comer menos sal.
- Comer menos grasas «trans».
- Comer menos grasa saturada y colesterol «preformados».
- Consumir más comidas vegetarianas.
- Comer más granos integrales.
- Comer más nueces y semillas.
- Comer más alimentos fortificados con esteroles y estanoles.
- Comer menos Omega-6.
- Comer más frutas y verduras ricas en «CARO».

TU RECOMPENSA

Marca con una palomita la tabla de las páginas 56-57, por cada día que cumplas todos tus propósitos alimentarios durante esta semana. El premio mayor por haber terminado este proyecto es: tomarte unas vacaciones. Te las mereces. Sin embargo, evita recaer en las viejas malas costumbres de alimentación y estilo de vida. Visita un spa para tu salud en lugar de un «resort» que te ofrece alimentos pesados.

TABLAS DEL COLESTEROL

El objetivo de cualquier proceso para reducir el colesterol es la reducción del colesterol total a niveles menores de 5 mmol/l (200 mg/dl). Lo ideal es tener el nivel de colesterol LBD menor a 3 mmol/l (100 mg/dl) y colesterol LAD mayor a 1 mmol/l (40 mg/dl). Este nivel de colesterol LAD se recomienda para los hombres. Para las mujeres se recomienda un nivel de colesterol LAD menor a 1.2 mmol/l (50 mg/dl). 1.2 mmol/l (50 mg/dl). Entre menos LBD y más LAD, mejor la protección contra la aterosclerosis.

Si tienes los triglicéridos elevados, procura reducirlos a niveles menores de 1.7 mmol/l (150 mg/dl).

Pregúntale a tu médico sobre tus niveles óptimos de colesterol total, LAD y LBD y anótalos aquí:

MI OBJETIVO para el colesterol total es: ....

MI OBJETIVO para el colesterol LAD es: ....

MI OBJETIVO para el colesterol LBD es: ....

ESTAS SON TUS METAS. Anota los niveles al principio en la columna A. Al final de las 12 semanas del proyecto, retoma tus niveles y anota los números nuevos en la columna B. (Véanse a continuación las instrucciones para encontrar el porcentaje).

Prueba	Nivel óptimo	A Fecha de inicio	B Fecha de término	Porcentaje [%] de cambio
Colesterol total	menos de 5 mmol/l (200 mg/dl)			
Colesterol LBD	menos de 3 mmol/l (100 mg/dl)			
Colesterol LAD	más de 1 mmol/l (40 mg/dl) para los hombres; 1.2 mmol/l (50 mg/dl) para las mujeres			
Triglicéridos	menos de 1.7 mmol/l (150mg/dl)			

CÓMO CALCULAR EL PORCENTAJE DE MEJORAMIENTO

Para realizar este cálculo, toma el número de la columna A menos el número de la columna B (A - B). Ahora, toma el resultado primero divídelo entre la cantidad A, y después, multiplícalo por 100.

$$\frac{A-B \times 100}{A} = X \%$$

Ej., si tu colesterol LBD al principio fue de 4.5 y al final fue 3.1, el cálculo será así:

$$\frac{4.5-3.1 \times 100}{4.5} = 31.1\%$$

Por cada reducción del 1 % en tu nivel de colesterol LBD, tu riesgo de enfermedades cardiovasculares se reduce un 2 %. Por favor contacta a la Dra. Sarah Brewer a través de su página Internet, www.naturalhealth-guru.co.uk, para informarle sobre tu progreso.

VIGILAR OTROS FACTORES IMPORTANTES

Mantente al pendiente de tu peso y presión arterial. Si necesitas bajar de peso, utiliza la tabla de las páginas 58-59. Una vez que hayas logrado un peso adecuado para tu estatura, no permitas que tu peso se incremente más de 1 kg sin tomar las medidas necesarias para reducirlo.

Si tu presión arterial muestras señales de hipertensión, más de 140/990 mmHg (milímetros de mercurio), acude con tu médico.

LA SIGUIENTE TABLA PODRÁ SERTE ÚTIL

Recuerda que tu médico es tu mejor fuente de apoyo. Si ves que tu perfil de salud no va mejorando como tú deseas, pese a tus mejores esfuerzos, acude con un profesional de la salud.

		Fecha	Fecha	Fecha	Fecha
Categoría	**Objetivo**				
Peso	dentro del rango saludable para tu estatura				
Cintura	menos de 80 cm para las mujeres; menos de 94 cm para los hombres				
Presión arterial 140/90,	menos de y de preferencia menos de 130/80				

TABLA DE RECOMPENSAS

SEMANA DÍA/META	1 COMER MÁS FRUTAS Y VERDURAS	2 COMER MÁS PESCADO ACEITOSO	3 REDUCIR EL CONSUMO DE SAL	4 REDUCIR EL CONSUMO DE GRASAS «TRANS»	5 COMER MENOS GRASAS SATURADAS	6 CONSUMIR COMIDAS VEGETARIA-NAS
Lunes						
Martes						
Miércoles						
Jueves						
Viernes						
Sábado						
Domingo						

ESTRELLITA POR HABER LOGRADO LA META DE ESTA SEMANA

Ilumina o pega una estrellita en el espacio correspondiente.

MI RECOM-PENSA PARA ESTA SEMA-NA SERÁ:

★ ★ ★ ★ ★ ★

Por cada día que cumplas con la tarea de esa semana, marca la casilla correspondiente con una palomita. Una vez que alcances el número requerido de palomitas para esa semana, te ganas una estrellita y puedes premiarte con la recompensa que te prometiste.

SEMANA DÍA/META	7 COMER MÁS GRANOS INTEGRALES	8 COMER MÁS NUECES Y SEMILLAS	9 CONSUMIR ESTEROLES Y ESTEROLES VEGETALES	10 COMER MENOS GRASAS OMEGA-6	11 COMER ALIMENTOS RICOS EN "CARO"	12 MANTENER LAS METAS ALIMENTARIAS ANTERIORES
Lunes						
Martes						
Miércoles						
Jueves						
Viernes						
Sábado						
Domingo						

ESTRELLITA POR HABER LOGRADO LA META DE ESTA SEMANA
Ilumina o pega una estrellita en el espacio correspondiente.

MI RECOMPENSA PARA ESTA SEMANA SERÁ:

★ ★ ★ ★ ★ ★

¡UNAS VACACIONES!

TABLAS DE SALUD

Anota aquí el número promedio de pasos que das por día y por semana. Divide el total de cada semana entre 7 para obtener el número promedio de pasos tomados por día, durante esa semana.

Aumenta 10 % el número de pasos que piensas dar cada semana. (Puedes obtener el objetivo para la siguiente semana multiplicándolo por 1.1).

La última columna contiene una sugerencia de un número mínimo de pasos al día, para ayudarte a alcanzar gradualmente la meta de 10,000 pasos al día, en el transcurso de las 12 semanas del proyecto.

 ## TABLA: PASOS CAMINADOS POR DÍA

SEMANA	Día 1	Día 2	Día 3	Día 4	Día 5	Día 6	Día 7	Total x semana	Total / 7	Total x 1.1	Mínimo sugerido
1											3,505
2											3,855
3											4,240
4											4,665
5											5,130
6											5,645
7											6,210
8											6,830
9											7,515
10											8,265
11											9,090
12											10,000

BAJAR DE PESO

Véase la tabla en las páginas 30-31 para averiguar el rango de peso saludable para tu estatura.

MI PESO IDEAL ES:

Entre................. y ....

Si te encuentras en el extremo superior del rango, considera la posibilidad de bajar unos kilos para quedarte en el rango medio. Procura bajar gradualmente de peso, a un ritmo de 0.5 a 1 kg por semana, comiendo porciones pequeñas y aumentando tu nivel de actividad física. El proyecto de 12 semanas para reducir el colesterol te ayudará a mantener una dieta más sana. Al final de las 12 semanas, es posible que hayas perdido al menos 5.5 kg de grasa en exceso.

TABLA: REGISTRA TU PESO

Semana	Peso	Cantidad de peso perdido
1		
2		
3		
4		
5		
6		
7		
8		
9		
10		
11		
12		

TABLA: DEJAR DE FUMAR

Hazlo un día a la vez. Anota el número de cigarros que fumas cada día, o marca con una palomita cada día que te abstengas de fumar. Tu meta es dejar de fumar antes del final de la semana 12.

DÍA	1	2	3	4	5	6	7
SEMANA 1							
2							
3							
4							
5							
6							
7							
8							
9							
10							
11							
12							

CONSEJOS PARA DEJAR DE FUMAR

- Elimina todos los objetos relacionados con el tabaquismo, como los cigarros, y encendedores.
- Pregúntale a tu médico o farmacéutico sobre los productos de reemplazo de la nicotina, o utiliza el método de reducción gradual. (Véase la página 34).
- Mantén tus manos ocupadas dibujando, pintando, haciendo origami, tejiendo o haciendo reparaciones domésticas. Estas actividades te ayudarán a superar el hábito de llevar la mano a la boca.
- Evita las situaciones donde antes fumabas.

RECURSOS. GLOSARIO

Aceite vegetal parcialmente hidrogenado: Véase grasas «trans».

Ácidos grasos esenciales: Grasas alimentarias indispensables para la salud, no producidas por el cuerpo, que solamente pueden obtenerse a partir de los alimentos o los suplementos.

Ácidos grasos Omega- 3: Una forma de grasa poliinsaturada que se encuentra en el aceite de pescado, aceite de linaza, aceite de nuez y algunos otros aceites vegetales.

Ácidos grasos Omega- 6: Una forma de grasa poliinsaturada que se encuentra en muchos aceites vegetales, como los de girasol, cártamo y maíz.

Antioxidante: Sustancia protectora que ayuda a neutralizar las reacciones dañinas de la oxidación en el cuerpo, relacionadas con el envejecimiento prematuro y otras enfermedades.

«Arcus senilis»: Anillo de color blanco y ambarino que rodea el centro de los ojos.

Aterosclerosis: Endurecimiento y contaminación de las arterias.

Bilis: Líquido verde-amarillento producido en el hígado, necesario para la digestión de las grasas.

«CARO»: Capacidad de Absorción de Radicales de Oxígeno. Medida de la capacidad antioxidante de los extractos de frutas y verduras.

Carotenoide: Pigmentos antioxidantes de color amarillo y anaranjado que se encuentran en las frutas y las verduras.

Células radicales libres: Moléculas inestables y dañinas que pueden dañar las células a través del proceso de la oxidación.

Coenzima Q10: Una enzima necesaria para la producción normal de energía de las células.

Colesterol: Un tipo de grasa parecida a la cera, obtenida de algunos alimentos de origen animal; es fabricada principalmente en el hígado.

Enfermedades Coronarias: Ocurren cuando las arterias que traen la sangre al corazón se tapan por un exceso de placa.

Estatinas: Fármacos que inhiben la producción de colesterol dentro del cuerpo, para reducir el colesterol total y el colesterol LBD.

Grasas: Compuestos orgánicos aceitosos que no se disuelven en agua, sino en otros aceites; también se llaman «lípidos».

Grasas insaturadas: Grasas alimentarias que tienen enlaces de hidrógeno desocupados; incluyen las grasas monoinsaturadas y las poliinsaturadas.

Grasas monoinsaturadas: Grasas alimentarias que carecen de un átomo de hidrógeno; se encuentran en alimentos como el aceite de oliva, las nueces, las semillas y los aguacates.

Grasas poliinsaturadas: Grasas alimentarias que carecen de más de un átomo de hidrógeno; los aceites de maíz y de soja contienen altas cantidades de este tipo de lípidos.

Grasas saturadas: Grasas alimentarias que contienen la máxima cantidad posible de átomos de hidrógeno, como el aceite de palma y de coco. Normalmente están en estado sólido a temperatura ambiente.

Grasas «trans»: Aceite vegetal parcial o completamente hidrogenado; una forma de grasa fabricada que se utiliza principalmente para los productos horneados y fritos, que aumenta el riesgo de contraer enfermedades coronarias.

Hipercolesterolemia: Un nivel elevado de colesterol total en la sangre.

Hipertensión: Presión arterial elevada, provoca que la sangre fluya por las arterias con mayor fuerza de lo normal.

HMG-CoA reductasa: Es la principal enzima responsable por la síntesis del colesterol, especialmente en el hígado.

Homocisteína: Un aminoácido que puede dañar las paredes arteriales y acelerar la aterosclerosis. Se relacionan los niveles altos de homocisteína con un riesgo elevado de enfermedades coronarias.

Isoflavonas: Sustancias vegetales que ejercen una acción leve en el cuerpo. Son parecidas al estrógeno. Están presentes en altas concentraciones en los extractos de la soja.

LAD: Colesterol de lipoproteínas de alta densidad. Se considera el «buen» colesterol porque protege contra la aterosclerosis, devolviendo las grasas al hígado para su procesamiento.

Esta enzima se inhibe por la acción de los fármacos con estatina.

LBD: Colesterol de lipoproteínas de baja densidad. Se considera el colesterol «malo», ya que se asocian los niveles elevados de este lípido con la aterosclerosis.

Lípidos: Término general para las grasas en el cuerpo.

Lípidos en la sangre: Colesterol total, triglicéridos y colesterol LBD/

LAD que circulan en la sangre. También se le conoce así a la prueba de sangre que mide estos factores.

LMBD: Lipoproteínas de muy baja densidad; son una forma de colesterol LBD asociada con un riesgo elevado de contraer enfermedades cardiovasculares.

PCR: Proteína C-reactiva, una sustancia natural en la sangre que señala el nivel de inflamación en el cuerpo. Esto incluye la inflamación leve asociada con niveles altos de colesterol y aterosclerosis.

Placa: Una aglomeración de colesterol y otras sustancias en las paredes de las arterias, que resulta en el estrechamiento; la placa se forma como parte del proceso de la aterosclerosis.

Plaquetas: Fragmentos de células involucrados en los coágulos.

Probióticos: Uso de bacterias «amigables» que producen ácido láctico, para promover un equilibrio digestivo saludable y aumentar la inmunidad.

Triglicéridos: Grasas que circulan en la sangre, almacenadas como grasa corporal. Los niveles elevados son riesgosos para la salud, independientemente de las enfermedades cardiovasculares.

Xantelasma: Bultos de grasa amarillentos en la piel que aparecen alrededor de los ojos de algunas personas con niveles de colesterol muy elevados.

Xantoma: Depósitos de grasa en las vainas de los tendones de las rodillas, los codos, los dedos o los talones de algunas personas con niveles de colesterol muy elevados.

REFERENCIAS ÚTILES DE INTERNET

Visita www.naturalhealthguru.co.uk para obtener más información sobre salud de la Dra. Sarah Brewer. También puedes enviarle un correo a través de este sitio para informarle sobre el éxito que hayas tenido siguiendo los consejos de este libro.

EL COLESTEROL

PÁGINAS EN INGLÉS

American Heart Association: www.heart.org
American Hypertension Society: www.ash-us.org
American Stroke Association: www.strokeassociation.org
Canadian Hypertension Society: www.hypertension.ca
Blood Pressure Association (UK): www.bloodpressureuk.org
British Heart Foundation: www.bhf.org.uk
British Hypertension Society: www.bhsoc.org
European Society of Hypertension: www.eshonline.org
Heart UK, the cholesterol charity: www.heartuk.org.uk
Consensus Action on Salt and Health: www.actiononsalt.org.uk

PÁGINA EN ESPAÑOL

MedlinePlus: www.nlm.nih.gov/medlineplus/spanish/cholesterol.html

LA ALIMENTACIÓN

PÁGINAS EN INGLÉS

American Dietetic Association: www.eatright.org
United States Department of Agriculture's Food and Nutrition Information Center: www.nutrition.gov
Dieticians of Canada: www.dietitians.ca
British Nutrition Foundation: www.nutrition.org.uk
The Nutrition Society: www.nutrition-society.org
British Dietetic Association: www.bda.uk.com

PÁGINA EN ESPAÑOL

MedlinePlus: www.nlm.nih.gov/medlineplus/spanish/nutrition.html

EL TABAQUISMO

PÁGINAS EN INGLÉS

The Foundation for a Smokefree America: www.anti-smoking.org
Action on Smoking and Health US: www.ash.org
Action on Smoking and Health Canada: www.ash.ca
Action on Smoking and Health UK: www.ash.org.uk

PÁGINA EN ESPAÑOL

MedlinePlus: www.nlm.nih.gov/medlineplus/spanish/ency/article/002032.htm
Centro Nacional para la Prevención y Control de las Adicciones (CENADIC): www.cenadic.salud.gob.mx
Instituto Nacional de Enfermedades Respiratorias (INER): www.iner.salud.gob.mx

EL ALCOHOLISMO

PÁGINAS EN INGLÉS

National Institute on Alcohol Abuse and Alcoholism: www.niaaa.nih.gov
Alcohol Concern: www.alcoholconcern.org.uk
Drink Aware Trust: www.drinkaware.co.uk

PÁGINA EN ESPAÑOL

MedlinePlus: www.nlm.nih.gov/medlineplus/spanish/alcoholism.html
Control de las Adicciones (CENADIC): www.cenadic.salud.gob.mx

LAS MEDICINAS HERBALES

PÁGINAS EN INGLÉS

American Herbal Pharmacopoeia: www.herbal-ahp.org
American Herbalists Guild: www.americanherbalistsguild.com
International Register of Consultant Herbalist and Homeopaths: www.irch.org
UK National Institute of Medical Herbalist: www.nimh.org.uk

PÁGINA EN ESPAÑOL

MedlinePlus: www.nlm.nih.gov/medlineplus/spanish/herbalmedicine.html

ÍNDICE

La doctora Sarah Brewer es egresada de la Universidad de Cambridge, ahí se especializó en Ciencias Naturales, Medicina y Cirugía. Después de trabajar como médico general, se especializó en nutrición. La doctora Brewer escribe regularmente en periódicos y revistas de Inglaterra. Además, ella es autora de más de 40 títulos de divulgación y autoayuda. En el 2002, la eligieron como la periodista sobre temas de salud más destacada de ese año. Sarah es miembro de de la Real Sociedad de Medicina (RSM).

La información contenida en est
son proporcionados a partir de l
das las situaciones personales s
profesional de salud certificado
de alguna condición de salud. E
son para adultos. Las mujeres e
ficado antes de utilizar los trata

Ni el autor ni la editorial se hac
de la utilización de cualquiera c
asesoría personalizada, usted s
ción de ciertos estudios de inve
que dichas investigaciones o in
libres de toda responsabilidad
cación de la información conte

CRÉDITOS FOTOGRÁFICOS

Caricaturas © Randy Glasbergen 5, 6
iStockphoto/Ivan Montero 7, 23 (supe
iStockphoto 9; Science photo library/
Paul Turner 18; iStockphoto/Stefanie
19 (inferior); iStockphoto 20; iStockph
30; iStockphoto/Nicholas Monu 32; iS